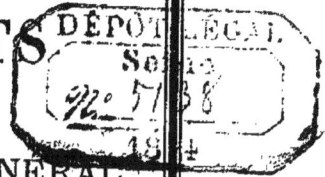

DES INCIDENTS

DU

TRAITEMENT THERMO-MINÉRAL

DE

VICHY

PAR

LE Dr F.-Aug. DURAND

(DE LUNEL)

Médecin en chef de l'hôpital thermal militaire de Vichy,
Médecin principal de 1re cl. à l'hôpital militaire de Lyon, Officier de l'ordre impérial
de la Légion-d'Honneur, Officier de l'ordre du Medjidié (de Turquie),
Correspondant des Sociétés impériales de médecine
de Lyon et de Constantinople.

———⁂———

DEUXIÈME ÉDITION

———⁂———

PARIS

CHEZ F. SAVY, LIBRAIRE-ÉDITEUR

RUE HAUTEFEUILLE, 21

ET CHEZ TOUS LES LIBRAIRES DE VICHY

1864

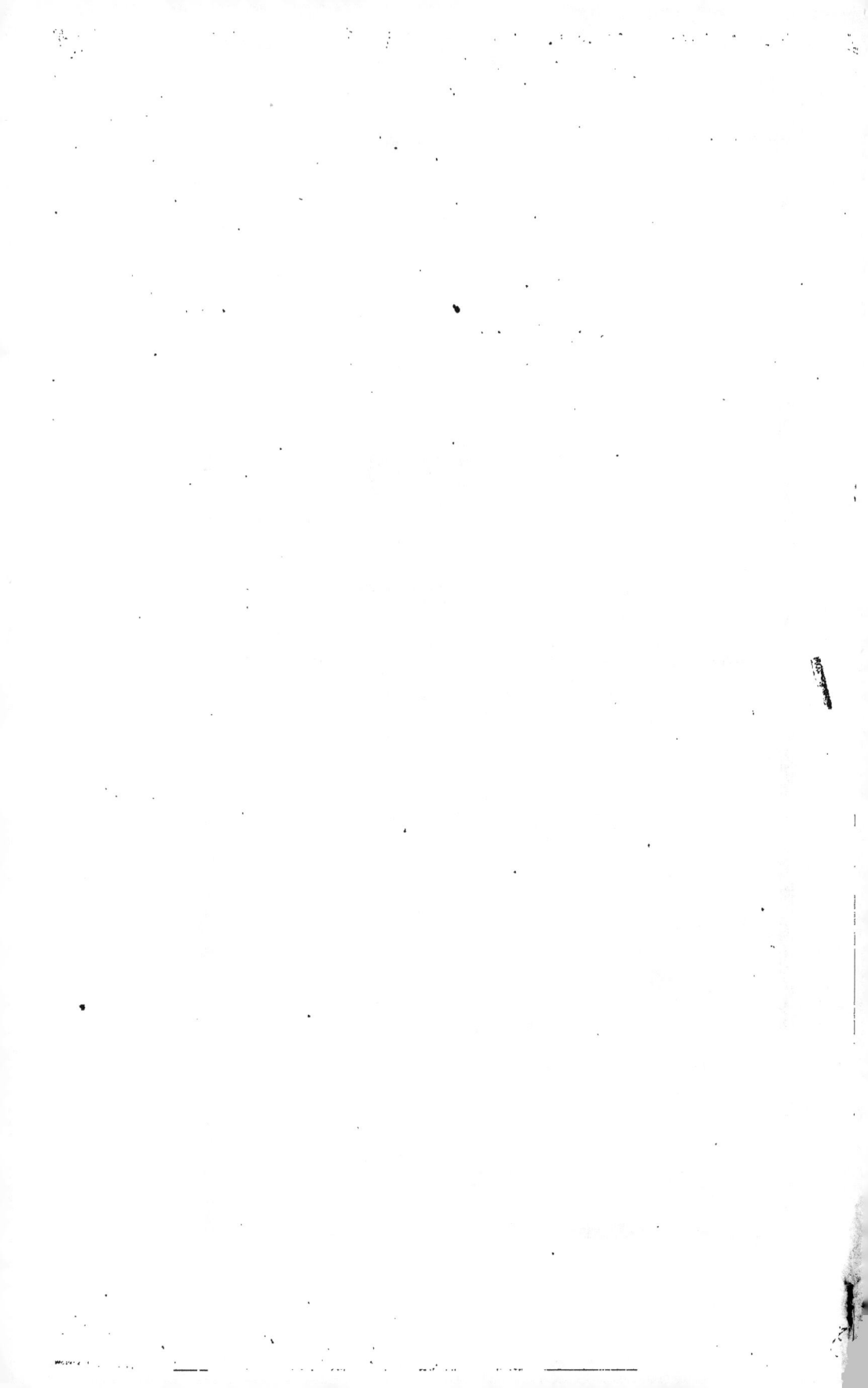

DES INCIDENTS

DU

TRAITEMENT THERMO-MINÉRAL

DE

VICHY

PAR

LE D' F.-Aug. DURAND

(DE LUNEL)

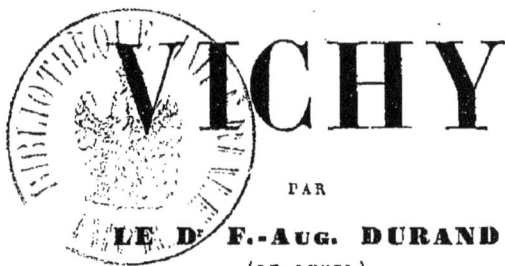

Médecin en chef de l'hôpital thermal militaire de Vichy,
Médecin principal de 1re cl. à l'hôpital militaire de Lyon, Officier de l'ordre impérial
de la Légion-d'Honneur, Officier de l'ordre du Medjidié (de Turquie),
Correspondant des Sociétés impériales de médecine
de Lyon et de Constantinople.

DEUXIÈME ÉDITION

PARIS

CHEZ F. SAVY, LIBRAIRE-ÉDITEUR

RUE HAUTEFEUILLE, 21

ET CHEZ TOUS LES LIBRAIRES DE VICHY

1864

DES INCIDENTS

DU TRAITEMENT THERMO-MINÉRAL

DE VICHY

I

Considérations générales.

La lecture de cette notice ne doit pas détourner de l'emploi des eaux minérales de Vichy un seul des malades auxquels il a été régulièrement prescrit. Cet exposé n'est écrit que pour jeter une lumière plus vive sur l'énergie de ces eaux, pour prémunir les malades qui en font usage contre les abus et les dérèglements de leur administration, et pour leur signaler les nombreux incidents du traitement thermal qui peuvent réclamer, de leur part, ou des mesures préventives, ou des soins appropriés. Telle est sa portée pratique.

Quant à sa portée spéculative, c'est à la science à juger si elle avait besoin de la démonstration statistique et clinique de ce point de doctrine, que les eaux de Vichy sont, sans préjudice de leur action *dissolvante* et *résolutive*, primitivement *excitantes* et ultérieurement *toniques*, et si cette démonstration vient à l'appui de la théorie que nous avons émise, il y a deux ans, sur le mode d'action de ces eaux (1).

Cette démonstration, du reste, pourra, de son côté, rejaillir sur la pratique mé-

---

(1) Voir notre *Traité dogmatique et pratique des fièvres intermittentes, suivi d'une Notice sur le mode d'action des eaux de Vichy dans le traitement des affections consécutives à ces maladies ;* ou bien cette dernière *Notice* tirée à part. Paris, 1862, chez F. Savy, libraire-éditeur, et chez tous les libraires de Vichy.

dicale? Le doute est, en médecine, une cause d'indifférence de la part du médecin et d'incurie de la part du malade. Les affirmations sans preuves, si bien autorisées qu'elles puissent être par le caractère et le nombre de leurs promoteurs, sont à peine écoutées. Ne fallait-il donc pas donner, par de nombreuses observations cliniques, les preuves incontestables d'un des faits les plus importants de la thérapeutique des eaux, celles de cet *excitement* thermo-minéral qui, tout en paraissant largement contribuer à la guérison des maladies, n'en a pas moins, par les nombreux incidents qu'il provoque, de notables modifications à apporter à la cure, à la faire suspendre quelquefois?

Ce n'est pas à dire que tous les incidents où les accidents dont il va être question dans cette notice soient dus à l'action *stimulante* des eaux de Vichy: non, car celles-ci exercent encore une action *altérante*, susceptible elle-même

1*

de règles et de limites. Mais l'action
stimulante a, vis-à-vis des nombreuses
susceptibilités générales ou locales des
individus, tant de surprises à exercer
sur l'organisme en général et sur les
divers appareils organiques en particu-
lier que, si elle s'exerce réellement, il
est permis d'affirmer, *à priori*, qu'elle est
la cause du plus grand nombre des incidents observés pendant le traitement
thermal. C'est ce que nous reconnaîtrons
du reste, *à posteriori*, d'après la nature
même de ces phénomènes.

L'efficacité des eaux de Vichy est
incontestable. Il n'en est pas de plus puis-
sante contre certaines affections chroniques du *tube digestif*, du *foie*, de la
rate, des *glandes mésentériques*, des *reins*,
de la *vessie*, des *ovaires* et de l'*utérus;*
elle est évidente contre la *cachexie paludéenne*, la *chlorose*, la *gravelle urique* et
le *diabète sucré;* malgré quelques orages,
la *goutte* en retire de précieux béné-

fices, et elle n'est pas toujours illusoire contre le *rhumatisme articulaire chronique*.

Aucune réputation d'eaux minérales n'est donc mieux fondée que celle des eaux de Vichy. Mais, il faut le dire, nulle médication n'est héroïque sans apporter avec elle ses épreuves; et cela se conçoit si, pour être héroïque, elle doit profondément modifier l'organisme, et y susciter de ces réactions intimes, quelquefois très-vives au point de vue symptomatique, en vertu desquelles la nature médicatrice opère ses miracles. Or, telle est la médication par les eaux de Vichy.

Ces eaux, fortement chargées de principes modificateurs, triomphant avec une promptitude souvent surprenante de maladies aussi anciennes que sérieuses, n'arrivent pas, on le sent bien, à ce résultat, sans avoir fait subir à l'organisme un travail profond, un travail qui ne saurait être le travail physiologique normal, s'il est l'effet de l'introduction dans l'économie animale d'agents chimiques anormaux pour elle ou de quantités anormales d'agents chimiques normaux. Il s'agit donc bien d'une modification sérieuse de l'organisme.

Cette modification peut rester latente ou ne se traduire que par des phénomènes insignifiants, quand les quantités d'eau absorbées, étant modérées, se trouvent dans un heureux rapport avec les susceptibilités générales ou organiques des malades. Mais il n'en est pas toujours ainsi: dans un très-grand nombre de cas, le travail intime dont nous venons de parler outrepasse les bornes d'un mouvement physiologique, la réaction éclate, et des incidents, graves ou légers, se manifestent.

Nous venons parler de ces incidents. Nous les avons observés sous l'influence d'un traitement modéré ou prescrit modéré: à plus forte raison, les voit-on apparaître, et cette fois sous forme de véritables accidents, lorsque les malades, livrés à eux-mêmes, entraînés par de fâcheux exemples, voulant à tout prix terminer en 21 jours un traitement qu'il ne faut souvent terminer qu'en 30 ou 40 jours, se jettent sans règle et sans frein sur les sources d'eaux minérales, et ne s'arrêtent que sous les déplorables conséquences de leurs excès. Sans doute, quelques-uns d'entre eux rentrent triomphants dans leur domicile au bout des 21 jours sacramentels: mais l'excitement s'est produit; la réaction ne perd pas ses droits, et très-souvent un éclat terrible a lieu au foyer domestique.

Certes, notre intention n'est pas de faire incomber à la conduite des malades toute la responsabilité des accidents qu'ils peuvent éprouver. Loin de nous cette pensée. Nous ne savons que trop qu'il est des épreuves qui sont fatalement imposées aux malades par la nature ou la gravité de leurs affections, par leurs dispositions organiques, par la nature du traitement, et quelquefois encore par des éventualités étrangères à ces trois conditions, comme il en est qui sont provoquées ou exagérées par des imprudences. Nous devons même dire que ces dernières sont les moins fréquentes, on le comprendra bientôt. Mais il n'en est pas moins certain qu'un très-grand nombre d'épreuves ne se manifesteraient pas ou resteraient insignifiantes sans de folles témérités.

Ces témérités sont les circonstances qui nous ont le plus étonné dans la première année de notre pratique à Vichy. Nous ne savons pas si c'est aux malades qu'il faut en faire les plus grands reproches; car il nous semble qu'ils ont, jusqu'à présent, manqué d'avertissements cliniques. Mais aujourd'hui que l'usage des eaux est devenu un divertissement, que les médecins ont perdu leur action, et que les errements des eaux faibles se sont transportés aux eaux fortes, aujourd'hui que le mal est aussi avancé que

possible, il est temps, dans l'intérêt des
malades, de leur exposer quelques véri-
tés salutaires et, entre autres, celles-ci
qu'ils paraissent complétement ignorer :
à Vichy, comme à Baréges, comme à
Bourbonne et comme dans toutes les
stations d'eaux fortes et héroïques, *plus
du tiers et près de la moitié des malades
subissent des épreuves !*

Sans doute beaucoup de ces épreuves
sont légères; sans doute elles n'ont généralement qu'une durée très-limitée,
quand il leur est opposé des réserves et
un traitement approprié; sans doute
plusieurs d'entre elles, et quelquefois
les plus vives, ont leur degré d'utilité
dans le traitement général; sans doute
la bienfaisance des eaux est telle que, à
l'accident bien attaqué, succède le plus
souvent l'acheminement vers la tonicité,
c'est-à-dire le soulagement ou la guérison. Nous accordons tout cela; mais là
où il y a accident, il y a phénomène
anormal ou morbide, et par conséquent

une issue qu'il n'est pas toujours facile de prévoir. Tout accident doit donc être redouté, autant que possible prévenu et toujours traité.

Les eaux de Vichy ne sont pas des eaux qui n'agissent que par la surface de la peau ou des membranes du tube digestif : prises par les voies de l'absorption, elles vont pénétrer dans tout l'appareil circulatoire, c'est-à-dire dans toute l'intimité de l'organisme, pour opérer les transformations nécessaires à la guérison. Or, si elles sont fortes, il est clair qu'il faut ne les faire agir que lentement et progressivement, et que les excès et les secousses ne peuvent qu'en compromettre les effets, en compromettant trop brusquement et la composition normale des tissus et le mécanisme régulier des fonctions. On sent dès lors de quelle circonspection doivent s'entourer les malades à Vichy.

Malheureusement, il faut le dire, ces malades, en arrivant dans cette station, y trouvent toute liberté d'user et d'abuser des eaux, et, pour un très-grand nombre d'entre eux, cette liberté est une cause d'illusion sur l'innocuité crue absolue de ces moyens médicateurs. Quelle urgence n'y a-t-il pas dès lors d'opposer à cette liberté un contre-poids : l'exposé des épreuves que beaucoup y subissent, et par conséquent que chacun peut y subir?

Toutefois, il faut le dire, il n'y a pas toujours lieu de se plaindre, à Vichy, de la manifestation de certains incidents, même sérieux. Les réactions un peu fortes, quelquefois même très-fortes, peuvent apporter avec elles leurs bénéfices. Comment, par exemple, un organe devenu le siége chronique d'un dépôt sanguin, albumineux, fibrineux ou calculeux, se débarrassera-t-il de la matière qui *l'obstrue*, s'il ne reçoit pas le *coup de fouet* qui doit réveiller sa vitalité et le mettre à même de chasser de ses

vaisseaux la matière de l'obstruction ?
Que cette matière soit notamment un
calcul biliaire ou urinaire, de quels efforts de réaction, de quelles vives douleurs même ne devra pas s'accompagner
son émission quand cette matière, s'en-
gageant dans d'étroits canaux, n'aura
d'autre ressource pour s'en dégager que
le surcroît de stimulation et, par conséquent, de réaction qu'aura provoqué
d'abord l'action des eaux, et puis la
présence même de la substance à éliminer?

D'autre part, ne se présentera-t-il pas
des crises bienfaisantes dans les excès
de transpiration, dans l'augmentation de
la sécrétion urinaire, et dans les légères
diarrhées qui sont quelquefois provoquées par l'usage de l'eau de Vichy?
Ces derniers incidents ne seront-ils pas
surtout bienfaisants quand le malade
aura éprouvé des phénomènes de constipation, ou quand il sera atteint de quelque engorgement du foie ou de la rate?

Il est donc des épreuves qu'il faut que les malades acceptent avec calme, et qui ne sont pas autre chose que les indices et quelquefois les conditions de la guérison. Mais, il faut le dire, alors même que l'on espère d'elles un véritable profit, toute témérité de traitement n'en sera pas moins une faute ; car, si ces épreuves sont trop vives ou trop rapprochées les unes des autres, elles susciteront sûrement dans les organes affectés des perturbations inflammatoires qu'il sera très-souvent difficile de guérir.

Mais s'il est des épreuves utiles, il en est de fâcheuses en elles-mêmes, épreuves qu'il est quelquefois possible d'éviter, ou pour le moins d'atténuer, à force de prudence ou de laborieux efforts de stratégie médicale. Ou bien ces épreuves exaspèrent le mal déjà existant, ou bien elles lui apportent des complications plus ou moins graves. Elles résultent ou bien généralement de *l'éveil ou du réveil des sus-*

ceptibilités des individus, ou bien quelquefois de *l'altération spéciale* portée sur leur
composition organique. Ce sont les
épreuves les plus fréquentes à Vichy.
Elles réclament toutes les prévisions,
toutes les attentions et tous les soins de
l'art.

Nous allons parler, d'une manière
générale, des unes et des autres.

Les susceptibilités d'un malade sont
générales ou locales. Parlons d'abord
des premières :

Les *susceptibilités générales* dépendent
du tempérament et de la constitution.
Elles sont principalement dues à la pré-
dominance de l'un des deux grands
systèmes organiques dits *sanguin* et *nerveux*, et elles sont particulièrement favo-
risées par une constitution forte ou faible.
Or, s'il s'agit d'un malade en traitement
à Vichy, on conçoit que, sous l'action
d'une médication primitivement excitante et progressivement altérante,

comme celle des eaux de cette station,
la manifestation de la modification morbide la première exercée ait tout d'abord
lieu sur le système organique général
le plus impressionnable, le plus apte à
la contracter. De là, l'éveil de symptômes
actifs généraux, de symptômes qui auront
à différer selon l'espèce de ce système,
c'est-à-dire selon le tempérament sanguin ou nerveux du malade.

Cette modification générale se traduira
en un mouvement fébrile que nous ap-
pellerons *fièvre thermo-minérale*, mais qui
sera naturellement représenté par deux
formes principales de cette fièvre : tantôt
par la forme *sanguine* ou *inflammatoire*, et
tantôt par la forme *nerveuse*. A ces formes
pourront s'adjoindre quelques caractères
particuliers dépendant de quelques susceptibilités locales pour constituer des
sous-formes, et, par exemple, les sous-formes *bilieuse, rhumatismale, muqueuse,* etc.
Tout ceci veut dire que la fièvre thermo-
minérale pourra, selon les cas, contrac-

2*

ter les caractères différentiels des autres fièvres.

L'on conçoit en outre que, selon que la constitution du malade sera forte ou faible, elle aura à favoriser plutôt telle forme que telle autre ; et c'est ainsi que la constitution forte viendra plutôt en aide aux formes sanguine et bilieuse, et la constitution faible aux formes nerveuse et muqueuse.

Mais, avons-nous dit, l'action des eaux est primitivement stimulante et progressivement altérante : dès lors, les premiers symptômes généraux éprouvés seront plutôt des phénomènes de stimulation, et les derniers des phénomènes d'altération ; de sorte que nous aurons encore à distinguer une fièvre thermo-minérale de *stimulation* et une fièvre thermo-minérale de *saturation*.

L'une et l'autre de ces fièvres seront des incidents fréquents du traitement, et seront d'autant plus dignes d'attention et de soins que leur intensité ou leur durée pourront facilement provoquer des phénoménisations locales, ordinairement plus difficiles à combattre que les phénoménisations générales, et pourront surtout ramener dans un état de fâcheuse acuité l'affection chronique que l'on était venu faire traiter à Vichy.

Ainsi, il se présente à Vichy des épreuves fébriles, épreuves entièrement dépendantes du traitement, qu'il est de l'intérêt de tout malade de surveiller et de traiter selon des règles et des mesures. Nous reviendrons sur leur compte.

Passons à la question des *susceptibilités locales* :

Les *susceptibilités locales* éveillées ou réveillées sous l'influence du traitement sont, on le pense bien, très-nombreuses. Mais elles peuvent, quant à leur *nature*, être ramenées à trois types : au type *excitabilité sanguine*, au type *excitabilité nerveuse*, et au type *excitabilité crinique* ou *sécrétoire*. Quant à leur *siége*, nous les distinguerons en deux genres : *ou elles résideront dans l'organe ou dans l'appareil organique que l'on est venu faire traiter à Vichy, ou elles résideront dans un autre organe ou dans un autre appareil.*

Considérons ces susceptibilités selon leur *nature.*

Il est clair que le surcroît d'*excitabilité sanguine* d'un organe, dû à l'action d'eaux primitivement stimulantes, comme paraissent l'être celle de Vichy, pourra donner lieu à des phénomènes dits de surexcitation sanguine, c'est-à-dire d'*irritation,* d'*inflammation,* de *suppuration,* d'*hémorrhagie active,* etc., que son surcroît d'*excitabilité nerveuse* y pourra provoquer des phénomènes de surexcitation des genres *douleur, névralgie, spasmes, névrose,* etc., et enfin que son surcroît d'*excitabilité crinique* y pourra susciter des symptômes de *supersécrétion,* de *catarrhe,* d'*épanchement,* etc. Il est clair encore que, plus le degré dc l'excitabilité sera rapproché de l'état aigu, plus seront intenses les nouveaux phénomènes provoqués. Nous n'avons pas besoin d'insister sur ces points.

Considérons ces mêmes susceptibilités selon leur *siége* :

Aux épreuves résidant dans l'organe ou dans l'appareil organique affecté que l'on est venu faire traiter à Vichy, se rapportent ces cas de *gastralgie,* de *gastro-entéralgie,* d'*embarras gastrique,* de *vomissements opiniâtres,* de *constipation,* de *diarrhée,* de *coliques hépatiques,* d'*accès de fièvre intermittente,* de *coliques néphrétiques,* de douleurs et de *spasmes de la vessie,* et enfin d'*accès de goutte* que nous avons observés en grand nombre, et sur le compte desquels nous aurons à revenir en détail.

Dans tous ces cas, les affections traitées ont évidemment subi une exaspération utile ou nuisible, exaspération résultant le plus souvent de l'excitement thermo-minéral, mais paraissant quel-

quefois résulter de l'action altérante des
eaux. Mais, disons-le bien haut, à l'éloge
des eaux de Vichy, presque tous ces accidents, quelque graves qu'aient pu être
quelques-uns d'entre eux, n'ont été, d'a-
près nos observations, que *passagers*. Ils
ont, le plus souvent, après leur atténua-
tion ou leur disparition, permis la reprise
du traitement, et, s'ils ont souvent mis
obstacle à la guérison ou à une amélio-
tion subséquente, ce n'a pas été en pro-
portion de leur nombre et de leur gravité apparente. C'est que *l'état tonique*
succède ordinairement à l'action stimulante portée sur les solides et à l'action
altérante portée sur les fluides. Nous avons
tâché de faire comprendre ce changement d'état dans notre *Notice sur le mode
d'action des eaux de Vichy* ; mais ce changement est clairement démontré, à
Vichy même, par des phénomènes cliniques caractéristiques, tels que le retour
progressif des forces et du bien-être, la
prompte coloration du teint et l'évi-

dente impulsion donnée à la reconstitu-
tion de l'organisme.

Mais si, en dehors de l'affection qu'il
vient faire traiter, un malade est doué
d'une *susceptibilité locale quelconque appartenant à un des organes dont les affections
ne se traitent pas à Vichy*, il pourra voir se
développer, sur le siége de cette susceptibilité, des phénomènes qui seront
d'autant plus graves que l'organe atteint
sera un de ceux dont les affections sont
exaspérées par l'usage même des eaux
de cette station.

On comprend quelles peuvent être la
variété et la gravité de ces incidents ;
car tout organe, tout tissu peuvent en
être le siége, depuis les os et les liga-
ments jusqu'au cœur, aux poumons et
au cerveau ; car les susceptibilités organiques ont des degrés infinis, depuis la
simple prédisposition jusqu'à l'inflammation, la névrose et la dégénérescence.

Tantôt l'épreuve sera constituée par le

retour d'une ancienne affection latente, censée éteinte, — ce sera le cas le plus fréquent ; — tantôt elle sera nouvelle pour le malade.

Quelquefois elle sera constituée par la congestion, l'inflammation, le spasme, la douleur ou la perversion de la fonction et d'autres fois par un écoulement muqueux, un épanchement séreux ou une hémorrhagie.

Ici elle sera intermittente, et là elle sera continue.

Elle pourra dépendre d'une diathèse ou d'une cachexie, comme aussi d'une disposition purement locale.

On le voit, l'incident de ce genre peut être le représentant fidèle de toute affection primitive dont est susceptible l'organisme humain. Il peut, du reste, ne pas être fugace, comme il l'est ordinairement, et venir constituer une nouvelle maladie.

Eh bien! quel est l'individu dont la constitution est assez équilibrée, dont

les organes sont assez également sains,
dont, autrement dit, la tonicité générale est assez parfaite pour se croire
invulnérable sous l'influence d'untraite-
ment minéral énergique ? Est-ce un des
malades de Vichy, un de ces malades
chroniquement atteints, qui sont le plus
souvent, ou sous l'influence d'une diathèse ou d'une cachexie susceptibles des
manifestations et des localisations les
plus variées, ou sous l'influence d'affections dont lessympathies etles conséquences peuvent s'irradier de tous les côtés ?
Prenons pour exemple les diathèses gra-
veleuses : n'ont-elles pas, en dehors des
reins, de fréquents retentissements sur
le tube digestif, sur les muscles lombaires et sur les petites articulations ? Prenons la diathèse goutteuse : ses manifestations restent-elles donc bornées aux
articulations? N'intéressent-elles pas souvent le tube digestif, les voies urinaires,
le cœur et le cerveau? Prenons la cachexie paludéenne: n'affecte-t-elle pas tous

les fluides et les tissus, et ne détermine-
t-elle pas toutes les formes connues et
si variées de la fièvre intermittente?
Voyez le diabète et ses phénomènes souvent concomitants du côté de l'appareil digestif et de l'organe de la vue!
Voyez les maladies diverses de l'appareil digestif et leurs retentissements,
prompts ou lents, sur tous les autres
appareils! Il est rare, bien rare que des
affections chroniques restent isolément
localisées. L'organisme est *un*; tous les
organes sont, à divers degrés, solidaires
les uns des autres : il n'est donc pas
étonnant que les actions stimulantes ou
altérantes, qui, à Vichy comme dans
toutes les autres stations thermales, sont
les bases du traitement, aillent souvent
réveiller des échos en dehors des organes primitivement affectés.

Sans doute, plus de la moitié des
buveurs d'eau ne sont pas soumis à la
moindre épreuve dans ces stations, sans
doute plusieurs d'entre eux peuvent se

livrer à des excentricités et boire impunément des quantités exagérées du liquide
bienfaisant. Mais quels sont ces impunis?
Ce sont ordinairement des jeunes gens,
peu gravement atteints, dont l'affection
est récente et dont la constitution, non
encore altérée, n'a pas subi les fâcheuses
irradiations de l'organe malade. Or ces
hommes, si intrépides dans les premières
années du traitement, vieillissent par
degrés et, en vieillissant, s'aperçoivent à
leurs dépens qu'il ne faut pas jouer avec
les eaux héroïques.

Un malade âgé de 63 ans est venu
nous consulter en 1863, pour des accès
de goutte qu'il contracte deux ou trois
fois par an. Il avait fait une cure à
Vichy, il y a 27 ans, il y avait bu impunément, nous dit-il, jusqu'à vingt verres
d'eau minérale par jour. Il était en bon
état au moment de notre consultation;
il n'avait pas eu d'accès de goutte depuis
trois mois : mais son dernier accès avait
été précédé d'oppression thoracique.

Nous lui prescrivîmes trois verres d'eau minérale par jour, avec recommandation de n'augmenter cette quantité que d'un verre tous les cinq jours, jusqu'au *maximum* de six verres. Il sortit furieux devant notre parcimonie, et il ne revint plus. Nous le rencontrâmes vingt-cinq jours après; il avait bu à sa guise, et il venait d'éprouver un violent accès d'asthme.

Nous le répétons, nous ne venons pas effrayer les malades au sujet du traitement le plus efficace que l'on puisse opposer à des maladies chroniques; mais nous voulons leur faire comprendre, à l'aide de faits positifs, que le traitement n'est pas toujours inoffensif, même fait à doses modérées, qu'il ne saurait toujours l'être devant tous les degrés des susceptibilités individuelles des malades, et que, s'il en est ainsi, il doit toujours être fait sans brusquerie et selon des règles déterminées. Quelles sont donc ces règles? Celles qui conviennent à chaque cas et

à chaque sujet, et qu'on ne peut, en
réalité, déterminer qu'après un examen
attentif du malade et d'après la connais-
sance détaillée de ses antécédents morbides, de ceux de sa famille, de son âge,
de son tempérament, de sa manière de
vivre, de ses habitudes, de la nature et
de la gravité de sa maladie et de ses
simples dispositions.

A ces conditions, à ces seules conditions, le malade pourra traverser sa cure,
non pas sans épreuves, nous le répétons,
mais avec le moins d'épreuves possible.

Quelques épreuves, les plus fâcheuses,
sont dues, non pas seulement à de simples susceptibilités générales ou locales
qui seraient éveillées ou réveillées par
l'action des eaux de Vichy, mais souvent encore à de véritables *affections*,
connues ou ignorées des malades. Parmi
ces affections, les unes sont légères et
peuvent ne pas s'opposer à l'accomplis-
sement de la cure, si on l'accompagne
de grands ménagements et de la plus

3*

sévère surveillance; mais d'autres peuvent constituer de véritables *contre-indications* et auraient dû réclamer l'abstention complèté du traitement thermal.

Entre les premières et les secondes, ce sont les degrés divers qui déterminent des tolérances ou des contre-indications, tolérances et contre-indications dont le médecin seul peut être juge.

S'il est difficile de préciser ces conditions hors de la vue de chaque malade, voici, du moins, ce qui peut être dit à cet égard, d'une manière générale.

Toute affection aiguë, un peu sérieuse, des systèmes sanguin et nerveux présente une contre-indication. Dès lors, seront des contre-indications, d'une part, tout état *fébrile* et tout état *inflammatoire* aigu intéressant soit les organes dont les affections se traitent à Vichy, soit ceux dont les affections ne s'y traitent pas, et d'autre part, toute *névralgie* et toute *névrose* en état d'activité.

A ces affections nous joindrons les

lésions qui, sans être récentes, entretiennent constamment en elles ou autour d'elles un foyer permanent d'irritation, un foyer que l'on peut, à la rigueur, considérer comme un état aigu sans cesse renouvelé : nous voulons parler des lésions *tuberculeuses*, *strumeuses* et *cancéreuses*, et des *ulcères* de toute espèce.

Ce n'est pas seulement à l'excitement thermo-minéral que ces affections devront leur exaspération; elles pourront la devoir encore à l'altération portée dans les fluides et les tissus par la médication alcaline.

Ces affections sont des contre-indications formelles aux eaux de Vichy par le fait de leur nature. Mais celles-ci et d'autres peuvent se trouver dans le même cas par le fait de leur siége. Spécifions :

Il faut redouter, à Vichy, toutes les affections de l'appareil nerveux cérébro-spinal, du cœur et des poumons. Pourquoi? parce que ces organes sont les organes spéciaux des systèmes nerveux et san-

guin, et que l'excitement thermo-minéral, qui est général, résultant de l'introduction d'une certaine quantité d'eau
minérale dans le sang, et puis de l'action
de ce sang sur le système nerveux, n'est
que l'exagération du conflit réciproque
des deux systèmes. De sorte que, à affections égales, les organes spéciaux aux
systèmes nerveux et sanguin seront plus
sensibles à l'excitement thermo-minéral
que les autres organes, et auront à le
traduire avec plus de vivacité qu'eux.
Quels seront les résultats de cette tra-
duction ? De grands dangers pour l'économie ; car ces organes sont les organes
directement essentiels à la vie, ceux qui
constituent le *trépied vital* des physiolo-
gistes, ceux par les affections desquels
on meurt.

On peut sans de grandes craintes porter l'excitement thermo-minéral sur un
organe chroniquement affecté, quand
cet organe, dépendant surtout de l'appareil nerveux ganglionnaire, appareil lent

à s'exciter, ne participe pas directement à l'essence de la vie, et n'en est qu'un rouage éloigné, quoique nécessaire ; et tels sont les organes sous-diaphragmatiques, ceux dont les affections se traitent à Vichy. Alors l'excitation, pour ainsi dire révulsive pour tout le reste de l'économie animale, se limite assez bien, et n'a d'écho dans les organes essentiels à la vie que lorsqu'elle est très-forte. Mais il n'en est plus de même quand ceux-ci, l'appareil nerveux cérébro-spinal, le cœur et les poumons, s'emparent d'emblée de l'excitation par suite de quelque affection antérieure, et lui donnent immédiatement des caractères dangereux, les caractères inflammatoires ou nerveux fixés sur les organes les plus délicats et les plus importants.

Ainsi, toutes les fois que, à Vichy, un malade sera porteur d'une affection cérébro-spinale se caractérisant par des phénomènes congestifs, inflammatoires, douloureux, vertigineux, délirants ou convulsifs; toutes les fois qu'il manifestera une lésion cardiaque caractérisée par la douleur précordiale, l'oppression, l'augmentation assez considérable du volume du cœur, des bruits anormaux, des battements forts et tumultueux avec ou sans œdème des extrémités, des syncopes fréquentes ou des imminences de syncope; toutes les fois enfin qu'il portera des signes de pneumonie, de pleurésie, de bronchite aiguë ou chronique assez intense, d'emphysème pulmonaire, de phénomènes asthmatiques, d'hémoptysie ou de phthisie pulmonaire; dans tous ces cas, le malade aura tout à craindre de l'emploi des eaux et se trouvera, s'il en fait usage, exposé aux plus graves accidents.

Si quelqu'une de ces affections est aiguë et susceptible de guérison, il devra, avant d'entreprendre son traitement, attendre qu'elle soit complétement guérie, et guérie depuis un temps assez long; car, il ne faut jamais l'oublier,

toute affection aiguë ou chronique laisse,
en s'éloignant, des susceptibilités organiques après elle, celles dont il a été
question plus haut.

Sans doute, on traite tous les jours à
Vichy, sous condition d'une très-grande
prudence, des malades atteints de certains phénomènes nerveux dépendant
de quelque affection de l'appareil digestif, et tels sont des cas d'hypocondrie,
des migraines, des accidents vermineux
convulsifs, etc.; sans doute, des malades
atteints de quelque complication paraly-
tique provenant de cause traumatique,
de lésion de rameaux nerveux ou de
rhumatisme, peuvent, comme nous
l'avons vu quelquefois, traverser leur
cure sans exaspérer cette complication;
sans doute, on a cité des cas d'amélioration de légères hypertrophies du cœur
ou de rétrécissements valvulaires, dont
on a attribué la guérison *problématique* à
l'action dissolvante des eaux bicarbo-
natées; sans doute, on triomphe tous les

jours de palpitations de cœur liées
l'anémie, à la chlorose ou à la cachexie
paludéenne ; sans doute enfin, il ne faut
pas considérer toute affection des voies
respiratoires, et, par exemple, un léger
catarrhe, comme une contre-indication
formelle au traitement thermal ; mais,
disons-le bien haut, faire usage des eaux
de Vichy, quand on porte des complications un peu sérieuses du côté du système nerveux, du cœur ou des poumons,
c'est jouer avec le feu.

Si ces complications sont réellement
légères, si leur dernière manifestation
date de loin, on pourra, nous l'admettons,
entreprendre une cure motivée sur des
affections plus sérieuses du côté du tube
digestif, du foie, des voies urinaires, etc.;
mais à quelles conditions ? A celles de
la plus grande modération dans l'emploi
des eaux et de la plus stricte subordina-
tion aux exigences de la stratégie médicale.

En quoi consistera donc celle-ci ? A

atténuer, par tous les moyens de l'art, l'influence des complications, pour permettre à l'affection traitée de subir sans encombre les modifications nécessaires à la guérison.

Avouons-le, attaquer certaines affections par une sorte de surexcitation, telles que celles que provoquent les eaux de Vichy, tout en se gardant d'en surexciter d'autres qu'il est dangereux de surexciter, est une œuvre excessivement difficile et délicate, et qui réclame toute la perspicacité du médecin. En tout cas, la médecine possède, à cet égard, d'assez grandes ressources matérielles. S'il faut compter sur celles de la matière médicale, signalons surtout les médications purgative, laxative, diurétique, narcotique, antiphlogistique, etc., et les applications révulsives externes. S'il faut compter sur les moyens de la petite chirurgie, signalons les déplétions sanguines, les ventouses sèches ou sacrifiées, et les exutoires de tout genre. Mais comptons aussi sur les méthodes inhé-

rentes au traitement thermal lui-même
qui, selon les cas, sera modéré, interrompu, repris ou prolongé, qui sera
limité tantôt aux bains et tantôt aux
boissons, qui sera prescrit tantôt à l'eau
minérale pure et tantôt à l'eau minérale
coupée, et qui, d'autres fois, sera aidé
de tout un système spécial, révulsif ou
résolutif, celui des douches de tout
genre.

Quelques incidents paraissent être, à
Vichy, indépendants des susceptibilités
organiques, des lésions antérieures ou
actuelles, ou enfin des modifications
apportées par les eaux. Ils peuvent
reconnaître pour causes principales des
influences atmosphériques, des écarts de
régime, des fatigues, l'insuffisance du
repos après le voyage, etc. Parmi eux,
il faut surtout citer ceux qui résultent
des influences *saisonnières*, et tels sont,
quand la cure a lieu en mai, des bronchites aiguës, des pleurésies, et des

pneumonies ; quand elle a lieu en juillet ou en août, des embarras gastriques, des diarrhées, et des dysenteries ; et, quand elle a lieu en septembre, des fièvres intermittentes. Mais, de ce que ces accidents sont sous la dépendance de pareilles influences, il ne faut pas croire que l'action des eaux soit complètement étrangère à leurs manifestations. Si en effet les eaux de Vichy sont particulièrement stimulantes, elles éveillent nécessairement l'impressionnabilité de l'organisme et activent l'invasion de toute maladie inflammatoire ou fébrile déjà préparée par les influences des saisons, et dès lors toute prête à se manifester.

Abordons, à cette occasion, une très-intéressante question qui se débat depuis quelque temps.

Quelques personnes s'étonnent, avec quelque apparence de raison, que l'on n'ait pas ouvert à Vichy une saison d'hiver. Certes si les eaux de Vichy ne surexcitaient pas les susceptibilités du poumon, qui est l'organe le plus impressionnable et le plus souvent affecté en hiver, il serait peut-être permis à tout malade atteint d'affection gastro-intestinale, hépatique ou rénale, d'aller faire la cure de Vichy pendant la saison froide. Mais en est-il ainsi? et l'expérience ne démontre-t-elle pas, au contraire, combien sont contre-indiquées les eaux de Vichy dans les affections de l'appareil respiratoire ?

Toutefois, il est des individus dont l'appareil respiratoire est à peine surexcité en hiver sous le degré de latitude où se trouve Vichy, pour lesquels cette station est un pays chaud, et qui, dès lors, en y venant, y rencontrent au contraire, pour leurs voies aériennes, des conditions manifestes de sédation. Ces individus sont les habitants de l'extrême nord. Eh bien! pour eux, pour eux seuls, les eaux de Vichy pourront impunément s'ouvrir en hiver.

Cette appréciation toute théorique est,

du reste, entièrement conforme à une expérience commençante; car, depuis quelques années, un assez grand nombre d'Anglais, de Suédois, de Danois et de Russes n'hésitent pas à venir faire dans cette station des cures hivernales, et s'en trouvent bien.

Par le motif que des cures hivernales à Vichy ont leurs contre-indications et leurs tolérances, les cures estivales doivent avoir aussi les leurs. Nous avons dit que toute susceptibilité du côté du système nerveux pouvait devenir une cause d'accident pour les buveurs d'eau de Vichy : or, si les susceptibilités pulmonaires s'éveillent en hiver, les susceptibilités nerveuses s'éveillent en été. Dès lors, le moment le plus chaud de l'été sera évidemment moins favorable au traitement thermal que les autres. C'est dans cette période de l'été que nous avons, en effet, vu se manifester le plus de phénomènes de surexcitation générale. Sur 25 cas très-caractérisés de

4*

pareils phénomènes, 5 seulement se sont produits dans la 1re et la 2e saison militaire, c'est-à-dire vers les mois de mai et de septembre, tandis que les 20 autres se sont présentés pendant les deux saisons intermédiaires.

Le Dr Lucas, ancien médecin inspecteur des eaux de Vichy, faisait fermer l'établissement thermal au mois de juillet. Cette mesure était sans doute exagérée, mais elle avait sa raison d'être dans l'expérience, comme elle l'a dans la théorie.

Poursuivons notre idée :

Si les eaux de Vichy sont plus inoffensives en hiver pour les habitants de l'extrême nord, il est clair qu'elles doivent être plus inoffensives en été pour les habitants du sud, qui peuvent trouver sous le degré de latitude de Vichy des conditions de sédation à leurs susceptibilités nerveuses naturelles. Dès lors, la cure en juillet aura moins d'inconvénient pour les habitants des pays chauds que pour les habitants des pays froids; tandis que ceux-ci pourront, avec moins de crainte, faire leur cure dans les mois où la température est moins élevée.

Aux habitants du sud, nous conseillerons donc de faire leur cure en juin, en juillet ou en août, et de ne jamais la faire en hiver; et nous conseillerons aux habitants des pays froids de ne pas la faire en juillet, et de la faire en mai, en juin, en août, en octobre ou, à la rigueur dans les mois d'hiver. Quant à nous, conservons nos usages.

Toutes les épreuves ne sont pas dues, à Vichy, à un excès de stimulation. Si, dans l'action des eaux de cette station, nous admettons un autre mode que celui-là, à savoir le mode *fluidifiant et dissolvant*, qui dépend de l'action des substances alcalines contenues dans ces eaux, il est clair que nous devons admettre aussi qu'il est des accidents qui proviennent de cette dernière cause.

N'est-ce pas à elle qu'il faut rapporter les faiblesses, les sentiments de lassitude, le dégoût, l'inappétence, les embarras gastriques et gastro-intestinaux, la maigreur, etc., qui surviennent souvent à la fin du traitement ? N'est-ce pas à elle qu'il faut attribuer les accidents qui se caractérisent par le retour des hémorrhagies passives, la réapparition de certains écoulements muqueux et l'aggravation de certaines hydropisies ? Si, par le fait de l'alcalisation des humeurs de l'économie, les petits calculs hépatiques ou rénaux glissent avec plus de facilité dans les canaux biliaires ou urinaires, ne rapporterons-nous pas, au moins en partie, à la même cause le retour de certaines coliques hépatiques et néphrétiques ? Enfin, n'est-ce pas à l'alcalisation particulière des urines que les chimistes attribuent l'apparition de ces dépôts phosphatés qui apparaissent si souvent dans ce liquide, à Vichy ?

Il y a donc à tenir compte, dans l'ap-

préciation des effets physiologiques observés à Vichy, d'une *double* causalité que
démontrent avec évidence et les phénomènes cliniques et les caractères chimiques. Pendant assez longtemps la médecine a oscillé, dans cette station, entre
la doctrine exclusive de Petit et celle de
Prunelle. Si chacune d'elles est vraie, si
la théorie de la *dissolution* est aussi fondée que la théorie de l'*excitation*, chacune d'elles est insuffisante, étant exclusive. Ayons donc aujourd'hui le courage
de l'électisme ! (1)

Nous terminons ces considérations générales. Il est déjà facile de pressentir,
dans leur exposé, la physionomie clinique des incidents du traitement de Vichy.
Il s'agit de l'emploi d'eaux minérales
fortes, *primitivement stimulantes, progressivement dissolvantes, et ultérieurement toniques,* qui ont accès sur la guérison ou

_____

(1) Voy. notre Notice sur le mode d'action des eaux
de Vichy.

sur le soulagement d'un grand nombre
de maladies chroniques. Ce grand nombre de maladies a généralement pour
siége des organes sous-diaphragmatiques,
surtout régis par l'appareil du grand
sympathique , c'est-à-dire des organes
qui, par ce fait, ne sont pas les plus exci-
tables de l'économie animale ; mais ces
eaux, très-excitantes, d'une part, pour
ces mêmes organes, quand ils sont très-
excités, et très-excitantes, d'autre part,
pour les appareils organiques ou les organes directement chargés de l'action nerveuse cérébro-spinale et de l'action sanguine générale, peuvent, avec la plus
grande facilité, réveiller dans l'économie des susceptibilités générales ou locales : elles doivent donc, pendant leur
emploi, donner lieu à de nombreux incidents.

Mais les effets de ces eaux ne sont pas
seulement dus à l'action stimulante ; ils
peuvent l'être aussi à l'action altérante
portée sur les fluides et les tissus; or,

les actions stimulante et altérante en
question sont effectuées par des agents
chimiques dont les analogues, ainsi que
nous l'avons fait voir dans notre *Notice
sur le mode d'action des eaux de Vichy*,
existent normalement dans le sang : la
stimulation et l'altération produites abou-
tiront donc facilement, dans les cas d'affections peu avancées, dans ceux d'un
état physiologique assez bien équilibré
et dans ceux d'un traitement régulier, à
la *tonicité*; puis, lorsque, par le défaut
d'une de ces trois conditions, il se sera
manifesté des incidents, ceux-ci seront
du moins légers et peu durables en général. Mais, disons-le, ce résultat ne sera
pas toujours aussi heureux : sous l'influence d'affections graves, de vives susceptibilités physiologiques ou morbides,
ou d'un usage immodéré de boissons
thermales, les incidents seront quelquefois sérieux ou très-sérieux, et pourront
venir enrayer le traitement et la guérison.

Ces considérations font suffisamment

pressentir quelle doit être, dans tous les cas, la conduite des malades. Nous ne revenons plus sur ce point, et nous passons à l'examen clinique des incidents observés.

II

Revue clinique des Incidents.

Nous avons reçu à Vichy depuis le 1er mai jusqu'au 30 septembre 1863, 818 malades militaires ou marins, 668 d'entre eux, officiers, sous-officiers ou soldats, ont été admis à l'hôpital thermal militaire, et 150 autres, pour la plupart officiers généraux ou supérieurs se sont logés dans les hôtels.

Sur l'ensemble de ces malades, .445 ont pu compléter leur cure sans incidents remarquables, 14 n'ont pas été admis au traitement thermal pour cause de contre-indication, et 359 ont eu ce traitement traversé par quelque phénomène anormal. Mais nous avons à faire remarquer que souvent, parmi ces derniers, un même malade a subi plusieurs épreuves, des épreuves d'espèces différentes ; de sorte que nous avons, en réalité, observé 423 de ces phénomènes, dont nous donnons le tableau à la fin de cette Notice.

Les proportions se sont trouvées à peu près les mêmes chez nos malades civils.

Les incidents qui se sont présentés peuvent, comme nous l'avons fait voir plus haut, être rapportés aux circonstances suivantes :

1° A l'éveil des susceptibilités générales de l'individu ;

2° Au retour des symptômes de la maladie que l'on est venu faire traiter à Vichy, ou à des phénomènes nouveaux développés sur l'organe affecté ou sur l'appareil organique auquel il appartient ;

3° A l'éveil morbide de susceptibilités

locales fixées sur les organes autres que
ceux dont on est venu faire traiter les
affections à Vichy ;

4° A des complications constituées par
de véritables affections aiguës ou chroniques, fixées sur des organes dont les
maladies ne se traitent pas à Vichy, et
ayant pu établir ou des contre-indications formelles au traitement thermal,
ou des motifs de très-grande surveillance.

Le developpement de ces circonstances, c'est-à-dire les incidents ou les
accidents observés, ont pu eux-mêmes
avoir pour causes déterminantes :

Ou le traitement thermal entrepris
dans des limites modérées,

Ou le traitement thermal exagéré par
le malade,

Ou la saturation minérale,

Ou des écarts de régime,

Ou enfin des influences étrangères au
traitement et au régime.

Examinons un à un les divers genres

d'incidents observés, et, dans cet examen, suivons l'ordre des circonstances
prédisposantes dans lesquelles il se sont
produits.

L'éveil morbide des susceptibilités généra-
les de l'individu, c'est-à-dire les conditions prédisposantes résultant de son
tempérament et de sa constitution, se
traduit par la fièvre générale dénommée
plus haut *thermo-minérale*, et qui, d'a-
près sa causalité, nous a semblé devoir
être distinguée en deux genres : en fièvre thermo-minérale de *stimulation* et
en fièvre thermo-minérale de *saturation*.

La fièvre thermo-minérale de stimulation,
résultat de la surprise de l'individu par
l'action stimulante primitive des eaux,
s'est manifestée un très-grand nombre de
fois sous forme légère, se caractérisant par un peu de chaleur à la peau,
un peu d'agitation générale et quelques
heures d'insomnie pendant la nuit. Le
plus grand nombre des malades la res-

sent à ce degré. Mais elle s'est présentée à nous avec des caractères très-tranchés dans 25 cas que, pour ce fait, nous avons portés en ligne dans le tableau des incidents.

A ce degré, nous avons vu cette fièvre se manifester ordinairement du sixième au huitième jour du traitement, et offrir des caractères différents selon les différents tempéraments. Qu'un malade soit arrivé à Vichy pour s'y faire traiter d'une affection quelconque : s'il a présenté un tempérament très-sanguin, pléthorique, d'ailleurs assez bien équilibré dans ses détails, il s'est trouvé dans les meilleures conditions pour y contracter, sous l'action stimulante des eaux, une *excitation sanguine* générale, qui s'est bientôt caractérisée par un sentiment général de chaleur, accompagné de céphalalgie, d'inappétence, de courbature, d'insomnie ou quelquefois, si le sujet a été très-pléthorique, de légère somnolence, mais qui, notons bien ceci, a été plutôt caractérisée, du

côté de l'appareil circulatoire, par la plénitude que par la fréquence du pouls (1).
Telle est la forme *inflammatoire*.

Toutefois, cet état a pu, comme nous
l'avons vu quelquefois, prendre un caractère pyrétique décidé et se traduire
ou par la fièvre éphémère, ou par une
fièvre légèrement rémittente de trois ou
quatre jours de durée, ou même par de
légers accès de fièvre intermittente (2).

Si, au lieu d'être sanguin, le tempérament du malade a été très-nerveux et du
reste équilibré dans ses détails, il a subi
une autre forme d'*excitation générale*, une
forme purement *nerveuse*, qui a été moins

(1) Comme l'a fait judicieusement remarquer M. Du-
« rand-Fardel, la fièvre minérale se caractérise plutôt par
« l'accélération de la circulation capillaire que par celle
« de la grande circulation. »

(2) Nous avons inscrit dans notre tab'eau des incidents
41 cas d'accès de fièvre intermittente ; or, 14 d'entre eux
étaient des accès légers, de première invasion, évidemment développés sous l'influence de l'usage des eaux.
Nous aurions pu inscrire ces 14 cas au nombre des phénomènes de fièvre thermo-minérale : nous ne l'avons pas
fait pour éviter un double emploi.

que la première caractérisée par la plénitude et la fréquence du pouls, mais
qui l'a été surtout par l'agitation nerveuse et l'insomnie. Nous avons vu des
malades ne pouvoir pas, sous cette influence, tenir en place, témoigner une
sorte d'ébriété analogue à celle que l'on
contracte sous l'influence d'une forte dose
de café, et éprouver une sensation d'exu-
bérance cérébrale, comme si le crâne était
devenu trop petit pour renfermer son
contenu. Ces caractères se sont surtout
offerts chez M. de M..., propriétaire
aux environs de Vichy, homme de let-
tres distingué, doué d'une très-vive impressionnabilité, atteint de dyspepsie et
sujet à des névralgies erratiques. Ils se
sont encore présentés chez M. D..., capitaine de gendarmerie en retraite, malade affaibli et rendu très-excitable par
d'anciennes douleurs rhumatismales et
une ancienne cachexie paludéenne.

Mais nous avons vu la fièvre thermo-
minérale de stimulation présenter encore

d'autres caractères. A la plénitude du pouls et à l'agitation se joignaient, chez les tempéraments bilieux, de la suffusion ictérique, l'amertume de la bouche et quelques troubles de la digestion ; chez les tempéraments lymphatiques, et surtout chez les enfants, une sorte de boursoufflure sanguino-lymphatique du tissu cellulaire de la face et de la région sous-maxillaire, et quelquefois un endolorissement et un léger gonflement des ganglions du cou ; et enfin chez d'anciens rhumatisants, des douleurs erratiques ou générales. Ces sous-formes, se greffant sur les grandes formes inflammatoire ou nerveuse, sont aussi naturelles que les sous-formes correspondantes des fièvres ordinaires.

La fièvre thermo-minérale de stimulation s'est très-rarement accompagnée de l'état saburral de la langue, qui est presque toujours restée nette et rosée, comme si l'eau alcaline l'avait savonnée ; mais elle s'est très-fréquemment accompagnée de constipation. En outre, elle s'est fait souvent suivre de quelque manifestation morbide localisée, et, dans ces cas, celle-ci s'est fixée, ou bien sur l'organe malade dont elle a exaspéré l'état, ou bien sur quelque autre organe prédisposé.

Nous avons observé 11 fois de ces localisations ultérieures ; 5 d'entre elles se sont effectuées sur la peau, sous forme d'exanthème, 3 se sont fixées sur les muscles, à titre de douleurs rhumatismales, 2 se sont caractérisées par des palpitations de cœur et 1 par des douleurs vésicales.

La fièvre thermo-minérale est-elle de quelque utilité dans la cure ? Déjà M. C. James n'a pas considéré cet incident comme lui étant indispensable ; car, dit-il (1), « il est beaucoup de malades chez lesquels cette fièvre ne se manifeste pas et qui, pourtant, se trouvent très-bien du traitement. » Cet incident ne

(1) Guide pratique du médecin et du malade aux eaux minérales.

serait donc pas utile d'une manière absolue. Rappelons qu'il est souvent nuisible, puisque, comme nous venons de
le voir, il peut être suivi de localisations
morbides ; et enfin jetons une nouvelle
lumière sur la question par la compa-
raison de quelques résultats statisti-
ques :

Nous avons observé, avons-nous dit,
25 cas de fièvre thermo-minérale de stimulation très-caractérisée ; sur ces 25
cas, nous avons noté, à la fin des traitements, 3 guérisons apparentes, 13
grandes améliorations, 5 faibles améliorations et 4 résultats nuls. Or, si nous
consultons les résultats thérapeutiques
immédiats obtenus chez ceux de nos
malades qui n'ont pas éprouvé d'accidents, nous remarquons, sur 436 cas,
110 guérisons apparentes, 246 grandes
améliorations, 48 faibles améliorations,
31 résultats nuls et 1 aggravation. Il
vaut donc mieux ne pas désirer l'invasion
de la fièvre thermo-minérale de stimu-

lation et rester, quand on le peut, dans les limites physiologiques.

La *fièvre thermo-minérale* de *saturation* est le résultat de l'altération portée par l'action chimique des eaux sur la composition des fluides et des tissus. Elle ne se manifeste guère qu'après le dix-huitième ou le vingtième jour de traitement. Ce qui nous a semblé la faire distinguer, au point de vue symptomatique, de la fièvre de stimulation, c'est que, plus que celle-ci, elle s'acompagne de sentiment de faiblesse et de courbature ; que, moins que celle-ci, elle s'accompagne d'agitation et d'insomnie, et que, de plus que celle-ci, elle est toujours accompagnée de l'état saburral de la bouche, d'embarras gastrique, et quelquefois de trouble intestinal.

Nous avons observé 17 cas de fièvre thermo-minérale de saturation très-caractérisée. Mais, dans notre tableau des incidents, nous les avons confondus avec les cas d'embarras gastrique ou gastrointestinal. Dans ces 17 cas, nous avons observé, au départ des malades, 3 cas de guérison apparente, 7 cas de grande amélioration, 6 cas de faible amélioration, et 1 cas de même état qu'à l'arrivée. Cette fièvre n'est donc pas plus favorable au traitement que la fièvre de stimulation.

La fièvre de stimulation doit être combattue, selon ses degrés, par la diminution de la dose des boissons minérales ou par l'interruption momentanée du traitement. Mais la fièvre de saturation réclame impérieusement cette interruption ou, si l'on en est à la fin du traitement, sa suspension définitive. De plus, elle exige l'emploi des évacuants du tube digestif. Sous l'influence de ces moyens, ces deux sortes de fièvre n'ont généralement pas duré plus de quatre jours. Mais, comme il est difficile de décider les malades à se modérer, nous avons vu trois cas de la première chez lesquels l'agitation a duré de huit à douze jours.

Le retour des symptômes de la maladie qu'il s'agit de traiter, ou l'éveil de nouveaux symptômes se déclarant sur l'organe ou sur l'appareil organique auquel il appartient, est un des faits les plus fréquents à Vichy. Il s'est présenté 209 fois.

Parmi les phénomènes qui se sont ainsi manifestés, notons d'abord ceux qui ont pour point de départ l'*appareil digestif* déjà malade.

Sur nos 818 malades militaires ou marins, nous avons observé 103 incidents provenant de quelque modification du *tube digestif.* Ces incidents se sont présentés au nombre de 49 sur des malades chez lesquels ce tube paraissait l'organe le seul affecté ou le plus affecté, et au nombre de 32 sur des malades porteurs d'affections du foie, de la rate ou de ces deux organes à la fois, mais chez lesquels s'offraient, comme toujours, quelque perversion des fonctions digestives et, par conséquent, quelque retentissement morbide sur le tube digestif. Les 22

autres incidents de ce genre intéressaient
des malades principalement atteints d'affections des voies urinaires ou de goutte.

Les troubles observés ont été surtout
constitués par 12 crises gastralgiques, 17
cas d'embarras gastrique, 10 cas de
coliques intestinales, 13 cas de constipation et 25 cas de diarrhée. Nous y
joindrons 3 cas de stomatite ulcéreuse,
1 cas d'angine inflammatoire, 4 cas de
gonflement ou de flux hémorrhoïdaux,
et 2 cas d'abcès anal.

Quelques-uns de ces accidents ont
reconnu pour causes plutôt la nature et
la gravité de l'affection traitée, c'est-à-
dire son cours naturel, que l'usage des
caux ; telles ont été des crises gastralgiques ou entéralgiques observées au commencement du traitement. D'autres peuvent être attribués au traitement régulier
lui-même, et tels sont ou des crises de
l'espèce précédente réveillées par l'excitation générale, ou des vomissements
opiniâtres, ou surtout ces constipations

tenaces que l'on observe si souvent à
Vichy, et qui sont le résultat le plus dé-
fectueux de l'action des eaux: Plusieurs
autres sont dus à l'excès de ce traitement;
ce sont principalement des coliques intestinales et des diarrhées. D'autres enfin
doivent être attribués à la saturation
minérale, et, parmi ceux-ci, nous notons en première ligne les embarras gastriques et gastro-intestinaux qui surviennent si souvent à partir du vingtième
jour du traitement.

Le nombre des *crises gastralgiques*
(crampes d'estomac) subies par des malades antérieurement éprouvés par ces
phénomènes morbides a été assez faible.
Il a été de 14 sur la totalité des cas de
notre service (818), et de 12 sur l'ensemble de nos cas de gastralgie (72). Il
en résulte que 2 de ces crises ont intéressé des malades qui n'en avaient jamais
éprouvé. Ces 2 malades étaient atteints
de goutte; ce qui nous a porté à consi-

dérer ces nouveaux phénomènes comme des résultats de métastase goutteuse.

4 crises de gastralgie ont laissé après elles des vomissements, qui sont restés incoërcibles pendant quatre ou cinq jours.

Des cas de gastralgie ont paru s'améliorer au début du traitement pour reprendre, à la fin de celui-ci, leurs anciens caractères. Est-ce à la saturation minérale qu'il faut attribuer ce retour?

M. X..., chef de section dans un ministère, avait éprouvé de fréquents accès de gastralgie avant son arrivée à Vichy; ils se reproduisaient une ou deux fois par semaine. Le traitement de Vichy les arrêta immédiatement; mais ils reparurent après le vingtième jour. Le malade se décida alors à interrompre l'usage des eaux, qu'il reprit six jours après. Aussitôt après cette reprise, les crises reparurent. On arrêta de nouveau le traitement thermal, et les phénomènes morbides s'arrêtèrent. Nous avons observé trois autres cas semblables.

C'est dans les applications de linges fortement chauffés, les bains tièdes prolongés, les infusions aromatiques chaudes, l'alcoolat de menthe, le sous-nitrate de bismuth, les préparations opiacées et, parmi celles-ci, celles de morphine que nous avons trouvé les ressources les plus efficaces contre les crises actuelles de gastralgie. Mais, dans un de nos cas, les douleurs ont été si vives que nous avons dû recourir à l'application de sangsues. D'autres fois, nous avons vu un verre ou un demi-verre d'eau de Vichy arrêter, comme par enchantement, des crises commençantes. Nous traitons, dans ce moment, aux environs de Lyon, un malade dont les accès de gastralgie se déclarent tous les jours. Dès qu'il en éprouve les premières atteintes, il boit un verre d'eau de Vichy transportée, et les symptômes s'amendent immédiatement.

Nous avons observé, sur l'ensemble

des malades de notre service, 17 cas d'*embarras gastriques* caractérisés, dont 11 intéressaient des malades atteints d'affections de l'appareil digestif. Hormis deux cas d'indigestion contractés, au milieu du traitement, sous l'influence de doses immodérées d'eau minérale, ces embarras gastriques se sont tous déclarés vers la fin du traitement, nous paraissant faire partie intégrante de la fièvre minérale de saturation. Leurs symptômes ont bientôt disparu sous l'influence d'un vomitif ou d'un purgatif et d'une légère interruption du traitement minéral.

Sur 12 incidents caractérisés par les *coliques intestinales*, 10 étaient entés sur des affections du tube digestif ou de ses annexes. Nous les avons attribués, pour la plupart, à des excès de boisson minérale ou à la saturation minérale. Ils ont principalement intéressé les sous-officiers et les soldats, qui se sont toujours montrés les plus immodérés buveurs.

La *constipation* est, avons-nous dit, un effet très-ordinaire de l'administration des eaux de Vichy. Si nous n'en avons noté que 16 cas, c'est que nous n'avons pris en considération que ceux qui se sont montrés les plus opiniâtres, qui se sont déclarés à Vichy même, et qui ont nécessité l'emploi de plusieurs purgatifs administrés à des doses assez élevées.

Nous avons trouvé, à Vichy, les malades trop indifférents ou trop résignés à l'égard de cet incident. Outre que la constipation a pour effet d'irriter sourdement l'intestin par le contact trop prolongé des matières stercorales, et de préparer, de cette manière, ces entérites et ces diarrhées qui en sont si souvent la suite, elle a l'inconvénient très-grave de favoriser, à la surface de cet intestin, l'absorption des parties liquides de ces matières, et de provoquer ainsi un véritable empoisonnement stercoral général, qui n'est pas étranger à cet état saburral, à ces embarras gastriques ou gastro-intestinaux et à ces courbatures que l'on éprouve vers la fin du traitement thermal, et qui peuvent dégénérer en fièvres graves. Aussi, nous n'admettons pas que l'on puisse faire un bon traitement à Vichy sous l'influence d'une constipation incessante.

Il se présente, à Vichy, un moyen très-simple de combattre ce phénomène, soit qu'il soit habituel au malade, soit qu'il soit le résultat de l'usage des eaux, de le combattre sans nuire en aucune façon au traitement thermal. Nous ne voulons pas parler de l'usage des lavements et des douches ascendantes qui n'en sont que des moyens palliatifs, des moyens qui ne portent leur action que sur une faible partie de l'intestin, et qui ne modifient nullement sa manière d'être. Mais nous voulons parler du mélange avec l'eau de Vichy de faibles doses journalières de sels purgatifs.

L'usage de ces dissolutions instantanées est assez général à Vichy, et est

suivi de très-grands soulagements. Par
ce procédé, les propriétés des eaux de
Carlsbad ou de Marienbad se trouvent,
pour ainsi dire, transportées dans celles
de Vichy, avec cet avantage pour celles-
ci qu'elles renferment de 3 à 4 grammes
de bicarbonate de soude par litre de plus
que celles-là.

Les eaux de Vichy contiennent naturellement de ces sels, et principalement
du sulfate de soude (sel de Carlsbad);
mais elles n'en renferment pas une assez
grande quantité pour neutraliser l'action
des agents minéralisateurs qui provoquent la constipation : force est donc
quelquefois de leur en ajouter quelques
décigrammes par verre.

Ce mélange quotidien de quantités
réfractées d'un sel purgatif, tel que le
sulfate de soude ou le sulfate de magné-
sie, a pour effet de faire évacuer sans
fatigue toutes les parties du tube digestif,
de l'habituer par degrés à une évacua-
tion journalière liquide ou demi-liquide,

d'assainir l'économie en lui faisant journellement éliminer des matériaux excré-
mentitiels dont l'absorption devient souvent une cause d'infection générale
sensible à l'odorat, de faire dégorger
lentement et progressivement, c'est-à-
dire sans secousses, des organes dont
l'induration et l'engorgement sont les
caractères morbides, d'atténuer, au
moyen des évacuations obtenues, les
effets trop actifs de l'eau minérale, et
enfin, quand on craint les effets stimulants de cette eau sur des organes sus-
diaphragmatiques qu'il importe de mé-
nager, de produire, à l'égard de ceux-ci,
d'utiles dérivations. Les doses réfractées
de sels purgatifs sont donc, à Vichy, de
précieux moyens de tactique et de stratégie médicales.

La *diarrhée* est encore un phénomène
fréquent dans cette station. Il le serait
moins, nous le croyons, si les malades se
contentaient des doses de boissons qui

leur sont prescrites, et ne s'exposaient pas, par leurs imprudences, à de véritables indigestions d'eau minérale. Cependant, cet incident est dû quelquefois aux dispositions des malades et à la constitution atmosphérique régnante, si favorable en été et en automne au développement des flux intestinaux; aussi, est-ce à partir du milieu du mois de juillet qu'il s'est le plus souvent manifesté.

Nous avons observé 33 cas de diarrhée sur l'ensemble de nos malades militaires ou marins, dont 12 seulement dans nos 283 affections du tube digestif et 13 dans nos 258 affections hépato-spléniques. Les 8 autres étaient venus compliquer des maladies des voies urinaires ou des cas de goutte. Un très-grand nombre de ces cas a été précédé de constipation.

L'incident en question est rarement tenace, si l'on interrompt à temps l'emploi des eaux. Mais les malades en tiennent généralement peu de compte, et le laissent ordinairement s'aggraver jusqu'à une période d'inflammation intestinale qui les met enfin hors d'état de continuer le traitement thermal.

Dès que le phénomène apparaît, il y a urgence d'interrompre l'emploi des boissons minérales, de modérer le régime, de s'abstenir de viandes et d'aliments lourds ou excitants et de boire des tisanes émollientes. Si ces moyens ne suffisent pas, le malade doit se mettre à la diète complète et recourir aux moyens pharmaceutiques. Parmi ceux-ci, les opiacés, l'ipécacuanha et le sous-nitrate de bismuth sont certainement les plus héroïques.

Nous avons reconnu que, lorsque l'accident avait cessé, les malades reprenaient trop tôt l'usage des eaux, et s'exposaient ainsi au retour de la diarrhée. Il est bon de ne revenir au traitement thermal que trois ou quatre jours après la cessation des symptômes, et de ne reprendre les doses ordinaires de boisson que d'une manière lente et progressive.

Cette règle est, du reste, applicable à presque tous les incidents du traitement thermal.

L'emploi des eaux de Vichy fait souvent exagérer les *tumeurs* et les douleurs *hémorrhoïdales*. Ce phénomène s'est présenté à un très-haut degré chez 5 malades. Il a été si intense chez M. de X..., capitaine de vaisseau, qu'il en est résulté un abcès anal. Nous n'avons vu cet officier que deux mois après son accident, à l'époque où il est venu faire une seconde cure à Vichy. Heureusement que celle-ci s'est faite sans obstacle.

M. D..., rentier à Paris, présentait, à son arrivée à Vichy, une fistule anale ancienne et quelques légères tumeurs hémorrhoïdales : à peine eut-il pris quelques verres d'eau minérale, qu'il se déclara chez lui, au pourtour de l'anus, sans accroissement des tumeurs, des douleurs intolérables, que les applications répétées de sangsues, les bains d'eau douce très-prolongés et les topiques narcotiques, émollients ou astringents, ne purent que très-lentement faire disparaître. Le malade dut renoncer au traitement.

Dans d'autres cas, il a suffi de modifier l'usage de l'eau thermale, et de prescrire quelques bains simples et un régime doux pour faire disparaître l'incident.

Tels sont les incidents qui viennent souvent se surajouter, à Vichy, aux affections déjà existantes du tube digestif. Quelques-uns sont peut-être des résultats favorables de la stimulation provoquée par les eaux : telles peuvent être, par exemple, les diarrhées quand elles sont légères et peu tenaces; car ces épreuves peuvent souvent, dans ces conditions, présenter les mêmes avantages que les évacuations provoquées dont il vient d'être question. Mais, en général, il vaut mieux ne pas avoir à subir d'accident, et voir s'opérer le traitement dans des conditions normales et régulières.

Parmi les affections intéressant les *annexes du tube digestif*, pour lesquelles les malades sont venus faire usage des eaux thermo-minérales de Vichy, se sont notamment présentées des affections du *foie* et de la *rate;* elles siégeaient sur un seul de ces organes ou elles les intéressaient tous les deux à la fois ; elles se liaient à la cachexie paludéenne, ou elles se trouvaient tout à fait indépendantes de cet état d'intoxication. Ces maladies se sont présentées au nombre de 258, sous les dénominations d'hépatite et d'engorgement du foie, de splénite et d'engorgement de la rate, d'engorgement des viscères abdominaux et de lithiase biliaire. Eh bien! à ces affections se trouvent souvent liés, comme appareils symptomatiques, certains états critiques qui se manifestent par périodes, et qui dès lors ont pu, avant la guérison des affections à traiter, se reproduire, à Vichy même, sous forme d'accidents. Nous voulons parler des *accès de fièvre intermittente* et

des *coliques hépatiques*. Parlons d'abord
des premiers.

41 de nos malades ont eu leur cure
enrayée par des *accès de fièvre intermittente*. Chez 14 d'entre eux, ces incidents
morbides ont consisté en des accès de
première invasion; chez 15 d'entre eux,
ils ont constitué des récidives d'accès
suspendus depuis peu de temps, et, chez
les 12 autres, des récidives d'accès suspendus depuis plusieurs mois. Tels
sont les faits. Ne semble-t-il pas, d'après
eux, que les eaux de Vichy ne sont pas
étrangères au développement de ces ac-
dents?

Sans doute les *fièvres intermittentes*,
surtout quand elles sont compliquées des
affections hépatiques ou spléniques dont
nous venons de parler, sont des maladies
qui tendent à se reproduire d'elles-mêmes,
à se reproduire alors même que les malades ne sont plus exposés aux causes ex-
térieures qui les avaient provoquées. On

sait quelle est notre théorie sur ce phénomène singulier : on sait que, dans notre
idée (1), les miasmes infectieux peuvent
pendant assez longtemps être recélés dans
les organes parenchymateux peu susceptibles de réaction, et surtout dans ceux qui,
tels que le foie et la rate, se sont engorgés
pendant le développement de la fièvre
intermittente, et que, à un moment donné, soit sous l'action des influences atmosphériques expansives telles que celles de
la période diurne, soit sous l'action d'un
excitement général pouvant stimuler les
fonctions circulatoires des organes infectés, soit enfin sous l'action d'un excitement
révulsif ou dérivatif porté sur quelque
point de l'organisme, les organes engorgés
recéleurs d'une grande quantité de miasmes peuvent en verser une plus grande
quantité que d'ordinaire dans le reste de

---

(1) Voir *Nouvelle théorie des fièvres inttermitentes des
marais*, dans la *Gazette médicale* de Paris du 30 juin 1847.
— *Traité dogmatique et pratique des fièvres intermittentes;
Paris*, 1862.

l'économie, et y provoquer les modifications qui vont ordinairement se traduire
par des accès périodiques. On connaît
cette théorie, et l'on peut par elle s'ex-
pliquer ce fait clinique, la reproduction
si fréquente des accès, leur reproduction
à court ou long terme. Eh bien! il résulte
de là que, s'il se présente des récidives
de fièvre intermittente à Vichy, il y a
sans doute lieu d'en rendre d'abord res-
ponsable l'infection miasmatique ; mais
que si, d'après nos observations, il s'est
présenté, dans cette station thermale,
14 cas de première invasion, et 12 cas
de récidives d'accès suspendus depuis
assez longtemps, les eaux de Vichy ne
doivent pas être considérées comme
étrangères non plus à ces sortes de manifestations. N'est-il pas, en effet, évident
d'une part, que si ces eaux sont généralement et localement stimulantes, comme
le prouve, outre mesure, la nature des
accidents observés à Vichy, elles peuvent,
dans des cas d'infection miasmatique,

forte ou faible, stimuler assez l'organisme
en général, et les fonctions circulatoires
des organes les plus infectés, en particu-
lier, pour favoriser indirectement et directement le dégorgement de ces derniers organes et par conséquent l'invasion de nouveaux accès? Et n'est-il pas
évident, d'autre part, que, si ces mêmes
eaux sont, comme le prouve leur composition alcaline, dissolvantes, elles pourront encore, en favorisant la circulation
dans ces mêmes organes, tendre au même
résultat?

Ainsi il serait, ce nous semble, difficile
en théorie, si toutefois la théorie que
nous défendons depuis vingt ans est fondée, de ne pas attribuer aux eaux de
Vichy une part occasionnelle dans le dé
veloppement des quelques accès de fièvre
intermittente que l'on y observe. Quant
aux preuves cliniques de cette participa-
tion, nous les avons produites; nous n'y
revenons pas.

Mais, pour ne pas être accusé de considérer les eaux de Vichy comme des agents spéciaux de la fièvre intermittente, répétons-nous, s'il le faut, et disons que si, dans certains cas d'infection miasmatique préalable, ces eaux peuvent faire développer des accès, ce n'est qu'à l'instar des influences purement occasionnelles qui, en d'autres circonstances, ont qualité de les provoquer.

Une autre question se présente : elle est soulevée par la considération du nombre assez grand d'accès de fièvre intermittente qui se sont présentés à Vichy. Ce nombre a été de 41; il a été fourni par 9 cas d'affection du tube digestif, 24 cas d'engorgement des viscères abdominaux plus ou moins aggravés par la cachexie paludéenne, 6 cas de maladies des voies urinaires, et 2 cas de goutte. Eh bien! faudrait-il, à cause de cette fréquence d'accès incidents d'apparence fâcheuse, renoncer à l'emploi de ces eaux contre les affections paludéennes? Pour nous édifier sur ce point, consultons nos résultats thérapeutiques immédiats. Nous avons observé 82 cas de cachexie paludéenne avec engorgement des viscères abdominaux ou simplement de la rate, chez lesquels les retours de la fièvre intermittente étaient encore à craindre : or, sur ce nombre, 69 cas étaient, à la fin du traitement thermal, ou en très bon état ou en voie patente d'amélioration. Si donc, sur les 82 cas de cachexie observés, il ne s'est présenté que 26 récidives de fièvre, et si, sur ces mêmes 82 cas, il ne s'est présenté que 14 cas chez lesquels la guérison ou l'amélioration a été retardée, il est clair que, en définitive, il ne faut pas considérer la fièvre intermittente récente ou imminente comme une contre-indication au traitement thermal.

Maintenant, s'il faut nous rendre compte de l'influence de l'accident fièvre intermittente sur la guérison de l'affection que l'on est venu faire traiter à Vichy, nous trouvons, chez les 41 malades qui ont éprouvé des accès de fièvre à Vichy, 5 cas de guérison apparente, au départ, 14 cas de grande amélioration, 10 cas de faible amélioration, et 12 cas de même état qu'à l'arrivée.

En espérant de l'action consécutive des eaux ce que l'on doit toujours en espérer, nous aurons certainement à attendre des effets consécutifs plus satisfaisants encore

Le traitement des accès, en tant qu'ils viennent constituer des incidents du traitement thermal, ne doit pas différer de celui des fièvres intermittentes ordinaires. Il exige impérieusement l'emploi des fébrifuges, et l'interruption de l'usage des eaux pendant les périodes fébriles. Mais, dès que celles-ci sont passées, il réclame l'emploi combiné des deux moyens : du premier, appliqué d'une manière prolongée, mais intermittente, d'après la méthode que nous avons exposée dans notre *Traité dogmatique et pratique des fièvres intermittentes,* et du second, appliqué d'une manière continue jusqu'à la fin de la saison thermale déterminée, en donnant la préférence aux eaux alcalines légèrement ferrugineuses, telles que celles de la source Mesdames et du puits Lardy.

Grâce à cette double médication, les forces, la coloration du teint et la fermeté des chairs reviennent promptement, et les organes engorgés se dégorgent progressivement et, pour ainsi dire, à vue d'œil. Il reste bien entendu que, dans les cas d'anémie caractérisée, l'emploi des ferrugineux concentrés sera ajouté aux deux moyens.

Pour l'avenir, il y aura mieux à faire encore, nous l'espérons, dans le traitement des affections d'origine paludéenne qui sont encore sous le coup ou sous l'imminence des récidives d'accès. Ce sera de prévenir ces récidives dès l'arrivée des malades à Vichy, c'est-à-dire d'agir à leur égard comme si elles s'y étaient déjà développées.

Sans doute les malades qui prétendent que leurs engorgements viscéraux sont dus, non à la fièvre intermittente, mais à l'administration du sulfate de quinine qu'on leur a fait prendre à l'occasion de leurs accès, feront quelques objections à cette pratique; mais il est du devoir des médecins de combattre, par la force des faits et du raisonnement, des préjugés qui ne sont pas seulement des petits traits d'ingratitude envers les moyens les plus héroïques de la matière médicale, mais encore des causes de grands dangers pour les malades.

S'il est des retours de phénomènes morbides auxquels le malade doive se résigner avec le plus de docilité, ce sont *les coliques hépatiques* qui, aux yeux des médecins les plus recommandables, proviennent toujours du passage de calculs biliaires plus ou moins volumineux dans le trajet des voies biliaires, et qui, après avoir effectué ce passage, vont se jeter

dans l'intestin et se perdre dans le bol
alimentaire. Les coliques hépatiques
ont donc pour résultat une délivrance de
la vésicule et des canaux biliaires. Eh
bien! les eaux de Vichy ont pour effet
incontestable de hâter cette délivrance,
de prévenir, en la hâtant, l'accroissement de calculs biliaires qui pourraient
plus tard, par leur grosseur, provoquer
des coliques hépatiques excessives et
quelquefois mortelles, et enfin de mettre
le foie en état de ne plus sécréter les
éléments de ces calculs. De tels bénéfices
sont inappréciables, même achetés au
prix de nouvelles coliques que peut provoquer l'action des eaux de Vichy.

Nous avons observé chez nos militaires et nos marins 34 de ces incidents.
Mais, il faut le dire, ils n'ont pas tous eu
lieu chez des malades déjà éprouvés par
des coliques biliaires. Ces malades se
sont offerts à notre observation au nombre de 36, et 10 d'entre eux seulement
ont eu des crises calculeuses. Sur quels

individus se sont donc présentées les 26
autres crises? Sur 24 malades atteints
d'hépatite chronique ou d'engorgement
des viscères abdominaux et sur 2 malades atteints de gastralgie, qui, les uns
et les autres, n'avaient jamais éprouvé de
coliques hépatiques. Ainsi, la lithiase
biliaire existait latente dans des foies
chroniquement enflammés ou en apparence sains, et il a fallu l'action des eaux
de Vichy pour donner à la maladie un
nouveau caractère, celui que l'affection
aurait tôt ou tard contracté.

Sur les 34 malades qui ont éprouvé
les accidents en question, 29 sont partis
ou en bon état ou en état d'amélioration
très-sensible, et si les 7 autres cas sont
restés dans le même cas qu'à l'arrivée,
c'est qu'ils s'accompagnaient de graves
complications.

Dans un cas du service de M. Reuille,
médecin aide-major à l'hôpital thermal,
nous avons reconnu l'issue de trois calculs, de forme à peu près pyramidale,

8

présentant de 1 centimètre 1/2 à 2
centimètres de diamètre. La délivrance
a été excessivement pénible ; il s'en est
suivi une péritonite partielle ; mais,
grâce aux soins éclairés du médecin traitant, le malade est sorti de l'hôpital en
très-bon état.

Chez une dame des environs de Lan-
gres, atteinte depuis plusieurs années
de cette affection, nous avons observé
un fait caractéristique : c'est, de la part
de la malade, la sensation de l'issue du
calcul du canal cholédoque. Pendant
une souffrance extrême à laquelle nous
assistions, la malade nous dit : « Le voilà
tombé ; je l'ai senti. » La crise était en
effet terminée, et le calcul, recueilli
plus tard, était du volume d'un pois.

Nous n'avons pas besoin de répéter
combien doivent être surveillés les malades atteints de coliques hépatiques ,
phénomènes graves en eux-mêmes par
l'excès de la douleur, par l'extension
forcée des parois des vaisseaux biliaires,

quelquefois par leur déchirure, et enfin par l'irritation qu'ils peuvent laisser après eux dans le foie, dans les voies biliaires, dans le tube digestif et dans le péritoine. Les narcotiques puissants, les bains d'eau douce prolongés, les antiphlogistiques de tout genre, les déplétions sanguines et l'interruption momentanée du traitement thermal sont, en pareils cas, les moyens obligés de la thérapeutique.

Le retour des phénomènes caractéristiques des affections traitées à Vichy a souvent eu lieu, pendant le traitement thermal, chez les malades atteints des maladies des *voies urinaires*. Parmi ces phénomènes, nous noterons surtout 9 cas de coliques néphrétiques, avec issue de sable ou de calculs, et 8 cas de douleurs et de spasmes du col de la vessie. Après cela, 3 cas d'hématurie, 3 cas d'uréthrite et 1 cas d'épididymite se sont développés, comme accidents, chez des hommes atteints de gravelle ou de cys-

tite. Un des cas d'uréthrite et celui d'é-
pididymite étaient, notons bien ceci,
des cas de première invasion. Ils se sont
promptement dissipés.

Ce que nous avons dit des coliques
hépatiques s'applique également aux
coliques néphrétiques qui, elles, sont le
résultat du passage forcé de graviers ou
de petits calculs dans le trajet des voies
urinaires supérieures. Nous en avons
observé 9 cas sur 99 de néphrite ou de
gravelle. Leur manifestation, notons
bien ceci, n'a nullement été défavorable
au traitement, car, sur ce nombre, 3 malades sont sortis avec toutes les appa-
rences de la guérison et 6 dans un état
de grande amélioration.

2 de ces cas ont été violents et se sont
accompagnés de vomissements, de fris-
sons, de tremblements, de dépression
considérable du pouls, etc., et pourtant il ne s'y est agi que de l'expulsion
de petits graviers.

Quelquefois cependant l'émission de graviers assez volumineux, par exemple de un à deux millimètres de diamètre, s'est effectuée sans trop de douleur, sous l'influence des eaux de Vichy, qui évidemment favorisent leur expulsion des reins et leur glissement le long des uretères. Signalons comme exemples deux cas de gravelle, l'une blanche et l'autre jaune, chez lesquels l'expulsion a été, pour ainsi dire, permanente pendant tout le cours des traitements, et ne s'est accompagnée que de douleurs lombaires sourdes. L'un de ces faits a été fourni par M. P..., capitaine de cavalerie, et l'autre par M. A..., lieutenant d'infanterie de ligne.

Sur 65 cas de *cystite* et de *catarrhe vésical*, nous avons observé 8 cas de recrudescence des *douleurs* et des *spasmes de la vessie*.

On ne saurait trop, dans les affections inflammatoires, nerveuses ou catarrhales

8*

de la vessie, surveiller le traitement de Vichy, qui est d'une efficacité incontestable quand l'excitabilité du sujet ou celle de l'organe sont un peu vives et quand les eaux sont administrées avec modération, mais qui devient un moyen incendiaire dans les cas d'une certaine acuité nerveuse ou sanguine de l'organe, dans les cas d'une vive impressionnabilité générale du malade, et dans les cas où celui-ci s'ingurgite des doses énormes d'eau minérale. On sait que toute affection de la vessie réveille dans cet organe une très-vive susceptibilité et que celle-ci, entretenue par le contact irritant d'urines ordinairement altérées, s'exagère encore sous l'influence des divers stimulants. Or, les eaux de Vichy, quoique faisant augmenter la sécrétion urinaire, et quoique tendant à neutraliser l'acidité de ce liquide, n'en sont pas moins des stimulants primitifs des ramifications circulatoires et nerveuses, et surtout de celles des organes déjà surexcités. Elles

stimulent donc, par voie intime, l'appareil nerveux ou sanguin de la vessie, de
cet organe devenu très-impressionnable
sous l'influence de la maladie, alors que
cependant le contact des urines devient
moins irritant. Eh bien ! l'on sent combien est instable un pareil équilibre, et
combien la moindre cause, résultant ou
d'un fait incident ou d'une susceptibilité
particulière de l'individu, peut donner
l'éveil à l'irritation. Il faut donc, nous le
répétons, faire usage à Vichy de la plus
grande prudence dans le traitement
des maladies vésicales. Les médecins
de cette station le comprennent bien
aujourd'hui et ne recommandent, en
pareils cas, que l'emploi de quantités
très-modérées d'eau minérale. Mais il
est une méthode que nous avons commencé à expérimenter dans ceux de
nos cas où l'impressionnabilité était la
plus vive, que nous voudrions voir
pratiquer sur une plus grande échelle :
c'est celle du mélange de l'eau miné-

rale avec d'assez grande quantité d'eau
ordinaire.

On ne contestera pas qu'il est des cas où
l'eau minérale doit être prise plus faible
que dans d'autres, des cas où, en présence
d'une irritation ou d'une irritabilité un
peu vives, la stimulation que l'on est
obligé de porter, avec l'eau minérale, sur
l'appareil circulatoire doit être modérée
modérée au moins par une grande dilu-
tion, si ce n'est pas par une diminution de
la quantité d'eau minérale absorbée. Il
y a donc lieu, dans quelques cas, et surtout dans des cas de maladies des voies
urinaires, de donner beaucoup de liquide aux malades, et, s'il faut leur en
donner beaucoup, de le donner le moins
excitant et pourtant le plus efficace possible. Dès lors, nous le demandons, leur
donner des quantités ordinaires d'eau
minérale, mais les délayer avec d'égales
ou de plus petites quantités d'eau ordinaire, n'est-ce pas résoudre le problème?

Nous prendrons un exemple de ce que

l'on peut à cet égard. Les eaux de Con-
trexeville, de Pougues, d'Evian, etc.,
sont des eaux faibles, et on les boit à des
doses énormes. Ne sont-elles pas efficaces contre les maladies des voies urinaires, qu'elles lavent et détergent à courants presque continus? Eh bien! avec
les eaux fortes, on pourra, quand on le
voudra, avoir tous les bénéfices des eaux
faibles; ceci est incontestable.

C'est parce que nous avons vu à Vichy cette pratique assez répandue, que
nous croyons devoir insister sur sa nécessité (1).

Sur nos 65 cas de cystite ou de catarrhe

(1) Il se présente, il est vrai, contre cette pratique des
obstacles matériels : il n'y a pas à Vichy de fontaines
d'eau commune à proximité de toutes les sources d'eau
minérale, et les malades répugnent naturellement à se
charger, dans leurs courses, de bouteilles remplies d'eau
ordinaire. Mais cet inconvénient peut, dès aujourd'hui,
disparaître. La ville de Vichy va jouir des bénéfices d'une
prise d'eau sur l'Allier : n'est-ce pas une occasion pour
nous d'espérer que l'administration locale voudra bien,
dans l'intérêt des malades, tenir compte de notre observation et combler la fâcheuse lacune que nous lui signalons ?

vésical chronique , nous avons observé
6 guérisons apparentes, 25 grandes
améliorations, 11 faibles améliorations,
15 résultats nuls et 1 aggravation. Les
8 recrudescences observées dans ces cas
ont exercé une influence relativement
assez fâcheuse sur les résultats thérapeutiques intéressant les malades qui les
ont éprouvées ; car nous ne remarquons
chez eux que 1 cas de grande amélioration et 3 cas de faible amélioration,
tandis que nous y voyons 3 cas de même
état qu'à l'arrivée et 1 cas d'aggravation.
On ne saurait donc trop redouter de
pareils accidents.

C'est dans l'emploi des déplétions
sanguines locales, des bains simples très-
prolongés, des émollients, des opiacés,
du camphre, des infusions de graines de
lin prises en abondance, et dans l'interruption assez prolongée du traitement
thermal, que nous avons trouvé les meilleures ressources contre ces fâcheuses
épreuves, dont la convalescence n'a fait

des progrès ultérieurs que grâce à la plus grande modération dans le traitement thermal.

Néanmoins, un seul cas a réclamé le départ anticipé du malade, M. V..., vétérinaire dans un régiment d'artillerie. Il s'est agi, chez cet officier, d'un catarrhe vésical chronique, compliqué de névralgie du col et d'hypochondrie. L'usage des eaux, pourtant prises à très-faibles doses, a, au bout de cinq ou six jours, exaspéré le double état nerveux, tout en calmant l'état catarrhal. Le traitement a été immédiatement arrêté, et le malade a été évacué sur l'hôpital militaire de Lyon, dès qu'il a pu se mettre en route. Dans cet établissement, l'état de la vessie s'était, au bout de trois semaines, considérablement amélioré, le calme général paraissait revenu, le malade était désigné pour sortir de l'hôpital, lorsque, sous l'influence d'une recrudescence subite de son état d'hypochondrie, il s'est suicidé.

Nous avons rencontré 10 fois, comme incidents caractéristiques de l'effet des eaux, des *dépôts phosphatés* dans les urines. On sait que ces dépôts sont généralement dus à un excès d'alcalisation des urines. Nous les avons observés 9 fois dans les affections des voies urinaires, et 1 fois dans un cas de colique hépatique. Il a suffi chaque fois de modérer l'usage de l'eau thermale pour les faire disparaître.

Il est enfin des affections bien sérieuses et bien douloureuses, se manifestant ordinairement par accès, que les eaux de Vichy paraissent à la longue soulager, mais dont les crises se reproduisent cependant très-fréquemment dans cette station. Nous voulons parler des affections *goutteuses*.

Nous avons, en 1863, traité, à Vichy, dans notre service, 80 cas de goutte ou de rhumatisme goutteux, dont 55 à l'hôpital thermal et 25 dans les hôtels de la ville. Nous avons employé contre eux un traitement thermal des plus modérés. Les malades ont généralement commencé, quand ils n'étaient pas sous le coup d'un accès ou sous l'influence d'une goutte atonique, par boire 2 ou 3 verres d'eau minérale par jour, avec recommandation de n'augmenter cette dose que d'un verre tous les 5 jours, et de ne pas dépasser la dose de 6 verres; leur régime a été modéré, et il leur a été prescrit de ne pas faire usage, pendant le traitement, de café, de liqueurs alcooliques ou de tout autre excitant; enfin, il leur a été recommandé, quand il leur est survenu de la constipation, — incident fâcheux chez les goutteux, — de mêler, pendant quelques matinées, de légères doses de sels purgatifs à leur premier verre d'eau minérale : cependant 32 d'entre eux ont éprouvé de nouveaux accès à Vichy, et, dans ce nombre, quelques-uns ont même subi deux accès.

Nous devons dire que nos prescriptions

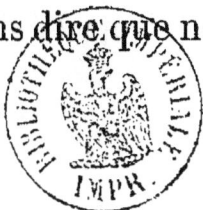

n'ont pas toujours été suivies avec
ponctualité; que l'on ne s'est pas toujours abstenu d'aliments ou de boissons
excitants, et que, selon de fâcheux errements ou de fâcheux exemples, plusieurs
malades ont pris journellement des quantités immodérées d'eau minérale.

Si les eaux de Vichy ont une double
action, une action stimulante et une
action altérante, et si, comme le pensent
tous les médecins, ces eaux ne sont efficaces contre la goutte tonique, qu'en
vertu de leur action altérante, il est
clair qu'il y a toujours à redouter, de
leur part, dans cette forme, l'action stimulante. Dès lors, toute l'attention du
malade et tous les soins du médecin doivent concourir à favoriser l'une sans
exalter l'autre : problème difficile! Il y
a donc, pour le moins, urgence de ban-
nir du régime des goutteux tous les accidents et de leur prescrire les eaux de
manière à ce qu'elles n'apportent jamais
dans l'économie trop d'éléments stimu-

lants à la fois. Eh bien ! que faire pour
en arriver à ce dernier résultat, si ce
n'est de ne prescrire les eaux que d'une
manière modérée, et de faire durer
longtemps leur administration ?

La population malade civile de Vichy
n'entend, nous le savons, ne rester dans
cette station que 21 jours. Certes, ce
nombre de journées est suffisant, plus
que suffisant, pour les malades qui prennent de 10 à 15 verres d'eau minérale
par jour, et qui doivent, bien entendu,
s'en repentir. Mais l'État a compris tout
autrement la question à l'égard des
militaires admis à l'hôpital thermal.
Chaque saison militaire, dont le nombre
est de 4, a été fixée à 38 jours : or, avec
cette sage latitude, un traitement, pourtant fait à doses très-modérées, peut
devenir très-complet, et, avantage inap-
préciable, le devenir sans trop d'accidents. Malheureusement beaucoup de
militaires ne saisissent pas le but de
cette latitude et, à partir du jour de leur

arrivée à Vichy, ils se mettent à boire, malgré les prescriptions qui leur sont faites et incessamment répétées, des doses énormes de boissons.

Après cela, si l'état d'un malade atteint de goutte fait craindre les effets de l'excitement produit par les eaux, et surtout si ce malade vient d'éprouver un accès, ne sera-t-il pas souvent utile de lui prescrire de l'eau minérale coupée, de la lui faire couper, s'il le faut, avec de grandes quantités d'eau commune ? Nous avons terminé par cette méthode le traitement de quelques convalescents de crises goutteuses survenues à l'hôpital, et nous les avons vus partir de Vichy en très-bon état.

Nous nous proposons d'appliquer sur de plus grandes proportions cette pratique. Tout en permettant aux malades de boire les doses ordinaires d'eau minérale, tout en mettant obstacle aux phénomènes de constipation qui résultent de l'administration de faibles quantités d'eau mi-

nérale, phénomènes si communs et si
fâcheux chez les goutteux, cette pratique ne pourra-t-elle pas, chez des malades aussi impressionnables et aussi
promptement surpris par des phénomènes morbides, atténuer l'élément
stimulant, tant à redouter dans ces affections, sans porter le moindre préjudice
à l'action de l'élément altérant, le seul
efficace en pareils cas ?

Les accès de goutte survenus à Vichy
n'ont nullement rebuté nos malades.
Un grand nombre d'entre eux avaient
fait, dans cette station, des traitements
antérieurs; ils avaient, sous leur influence immédiate, éprouvé aussi des
accès; mais tous, ou presque tous, nous
ont affirmé que, depuis la première
année de leur traitement, leurs accès
devenaient plus rares et moins violents.

Il résulte des documents fournis par
les médecins des corps de troupe sur les
résultats consécutifs de la saison thermale de 1862 que, sur 57 cas de goutte

traités à l'hôpital militaire de Vichy, il se trouvait, au mois de mars 1863, 9 cas de guérison absolue, 28 cas d'amélioration, 6 résultats nuls, 1 décès et 13 résultats non connus. Si les goutteux subissent des épreuves à Vichy, ils ne doivent donc pas les considérer comme des obstacles à une guérison ou à un soulagement ultérieurs.

Aux accès de goutte, nous avons opposé, selon les cas et non pas sans succès, les tisanes émollientes nitrées, les préparations narcotiques, les préparations de colchique, les purgatifs, les cataplasmes émollients laudanisés, les liniments fortement opiacés et camphrés, et plusieurs fois, dans des cas violents, les applications de sangsues. Deux fois, l'emploi du sulfate de quinine à hautes doses a considérablement calmé des accès dont les exacerbations avaient lieu tous les soirs. Quelques malades ont pris, de leur chef, la liqueur Laville et en ont généralement obtenu, nous devons l'avouer, un prompt soulagement.

Nous avons considéré chaque attaque de goutte survenue à Vichy comme étant, même dans sa convalescence, un grand obstacle au traitement. Nous avons conseillé à plusieurs malades civils, ainsi éprouvés, de remettre la continuation de leur cure à une autre période de la saison thermale ; nous avons, pour le même but, prolongé le séjour à l'hôpital de quelques malades militaires. Toutefois, quelques-uns d'entre eux, les moins éprouvés, ont pu, huit ou dix jours après la cessation des symptômes, reprendre l'usage des eaux à des doses très-modérées et lentement progressives.

Nous passons à l'examen d'un autre ordre d'incidents du traitement thermal, de ceux qui sont les résultats de *l'éveil ou du réveil des susceptibilités locales, morbides ou non morbides, fixées sur des organes éloignés de celui dont on est venu faire traiter l'affection à Vichy.* Ce ne sont pas les moins singuliers, ni les moins graves.

Ces incidents se sont présentés au nombre de 167, nombre équivalent à près de la moitié des malades qui ont subi des épreuves à Vichy. Ils se sont surtout offerts sur les appareils nerveux cérébro-spinal, circulatoire, respiratoire, digestif, musculaire, articulaire et cutané.

Parmi les épreuves qui ont intéressé *l'appareil nerveux cérébro-spinal*, notons en première ligne un cas de *céphalite* rhumatismale ayant intéressé M. B..., chirurgien de 1re classe de la marine impériale. Cet officier était venu à Vichy, pour y faire usage des eaux à ses frais. Déjà éprouvé, depuis quatre ans, par des crises assez fréquentes de rhumatisme articulaire et d'entéralgie, contractées sur les côtes de l'Islande et aux bouches du Danube, et, depuis deux mois, par une crise d'entéralgie à laquelle s'étaient liés des phénomènes convulsifs, il fut atteint, dans son hôtel, après huit jours du traitement thermal qu'il avait entrepris, de symptômes céphaliques extrêmement intenses qui nécessitèrent son entrée d'urgence à l'hôpital, et qui, malgré l'emploi des moyens appropriés, furent suivis de mort.

Signalons un phénomène très-remarquable développé dans le cours de la maladie de notre confrère. Des douleurs excessivement violentes dans la tête furent les premiers symptômes observés; ces douleurs furent remplacées, au bout de six jours, par la paralysie de tout le côté gauche; celle-ci disparut au bout de deux jours et se trouva remplacée par la paralysie du côté droit, qui, bientôt accompagnée d'un état comateux, persista jusqu'à la mort du malade survenue au vingtième jour de l'invasion de la céphalite. M. le docteur Lefèvre, directeur du service de santé du port de Brest, qui, présent à Vichy pendant la maladie de notre confrère, ne cessa pas de nous assister de ses conseils, fut aussi frappé que nous de l'alternance des deux paralysies.

Indiquons encore un cas de recrudescence de ramollissement cérébro-spinal chronique offert par M. le capitaine d'infanterie M...., caractérisé par une légère torpeur des fonctions intellectuelles, par un affaissement notable des fonctions locomotrices et par une assez grande paresse des fonctions digestives, ayant probablement déterminé son envoi à Vichy. Après cinq ou six jours de l'emploi de quelques verres d'eau, nous avons remarqué, chez ce malade, une augmentation de l'affaissement nerveux, et nous l'avons fait renoncer au traitement thermal.

Nous avons observé 5 cas de congestion cérébrale légère, avec douleur gravative à la tête, vertiges ou éblouissements, sur des malades atteints d'affections du tube digestif. Une interruption plus ou moins prolongée de l'usage de l'eau minérale et l'emploi d'un ou deux purgatifs ont fait dissiper ces accidents. Dans 4 autres cas, il s'est déclaré un léger engourdissement des extrémités des doigts. Ce phénomène a persisté, mais en diminuant progressivement, jusqu'au terme ordinaire de la cure, qu'il a fallu nécessairement modérer et faire accompagner de l'emploi quotidien de sels purgatifs pris à doses répétées.

Il s'est présenté 17 cas de *névralgies* frontale, faciale ou sciatique, affectant généralement des malades atteints d'affections du tube digestif, et consistant, pour la plupart, en des cas de récidive. Mais nous avons remarqué, sur leur nombre, 2 sciatiques de première invasion, qui se sont promptement dissipées sous l'influence des ventouses scarifiées et des douches alcalines. Le même accident est survenu chez une de nos célé-

brités militaires, M. X..., venu à Vichy
pour s'y faire traiter d'une tout autre
affection; mais chez lui, la névralgie
s'est déclarée hors de Vichy, un mois
après l'usage des eaux. Est-ce à cet
usage qu'il faut l'attribuer? Le doute est
permis.

Chez un malade, la stimulation thermo-minérale s'est traduite par des bour-
donnements d'oreille, et chez un autre,
par de vives douleurs dans cet organe.

Enfin, des douleurs dentaires sont
souvent réveillées par l'usage des eaux.
Nous les avons nous-même éprouvées
deux fois. Elles cessaient par la suspension de l'usage des eaux et elles reve-
naient par sa reprise. Elles n'ont plus
reparu à une troisième tentative du
traitement.

Faisons observer, à cette occasion,
qu'il ne faut pas, à Vichy, se laisser
rebuter par de petits incidents, c'est-à-
dire par des épreuves qui, quoique souvent douloureuses, ne portent avec elles

aucun danger. Une ou deux interruptions de l'emploi des eaux suffisent
ordinairement pour les faire disparaître.
N'est-ce pas parce que, pendant ces
interruptions, il s'est déclaré, sous l'influence des premières tentatives du traitement, un état de tonicité assez avancé
pour s'opposer au retour des épreuves
déjà subies ?

Si l'on rapproche l'observation de
tous les incidents nerveux dont il vient
d'être question de celle des incidents qui
se caractérisent par la fièvre thermo-
minérale nerveuse dont nous avons
parlé plus haut, pourra-t-on douter de
l'influence excitante des eaux sur le
système nerveux, et surtout de la nécessité de tenir compte des motifs de prudence ou de contre-indication qui peuvent résulter de l'éveil des susceptibilités
nerveuses ?

Les accidents qui se sont déclarés du
côté du *cœur* ont consisté dans le retour

de palpitations chez des malades atteints de légères hypertrophies ventriculaires, mais venus à Vichy pour y faire traiter des affections des voies digestives ou urinaires. Leur nombre a été de 9. Deux de ces malades, chez lesquels les palpitations se sont accompagnées d'oppression thoracique et de léger œdème des extrémités, ont été renvoyés après un essai de quelques jours, et les autres n'ont terminé leur cure que grâce à une excessive modération du traitement thermal. Des bains minéralisés au 1/4 ou au 1/3 et des boissons minérales prises progressivement, depuis un demi-verre jusqu'à deux et rarement trois verres par jour, nous ont paru, pour les cas peu avancés, des limites qu'il n'était pas permis de dépasser. Le plus grand calme, un régime très-doux, l'abstention des excitants et l'emploi des préparations de digitale a dû, chez les malades en question, favoriser l'usage des eaux.

L'*appareil respiratoire* a été le siége d'assez nombreuses épreuves. Nous avons vu se déclarer 21 cas de bronchite, 13 cas d'asthme, 2 cas de pleuro-pneumonie, et 2 cas d'hémoptysie. Nous renvoyons aux accidents intéressant l'appareil musculaire les nombreux cas de pleurodynie que nous avons observés.

L'invasion d'une *bronchite*, d'un simple rhume, devient un embarras à Vichy. Heureusement que les eaux de cette station se prennent en été, à une époque où ce genre d'affections s'offre avec le moins de fréquence, le moins de densité et le moins de durée. Quelque léger qu'il soit, cet accident réclame une grande réserve dans le traitement, quand il ne force pas de l'interrompre pendant quelques jours ou même de le suspendre complétement. La plupart des malades croient beaucoup faire, en pareil cas, en changeant de source, en s'adressant au puits *Chomel* qui, comme on le sait, laisse dégager quelques vapeurs d'hydrogène sulfuré. Aux phénomènes d'oppressions qui viennent bientôt accompagner la toux, ils s'aperçoivent bien vite que ce simple changement est insuffisant, et qu'il faut, pour tous les cas, diminuer et, pour quelques-uns, supprimer l'emploi des boissons minérales. Quant aux bains, ils sont, en pareils cas, positivement contre-indiqués.

A l'occasion des accidents qui se développent du côté des voies respiratoires, nous ne saurions trop recommander aux malades qui viennent faire un traitement à Vichy, d'éviter toutes les causes de refroidissement. Si les plus légers de ces incidents deviennent des obstacles au traitement thermal, les règles de prudence qui les concernent sont faciles à déduire. Ainsi les malades devront s'abstenir de venir à Vichy dans une saison encore froide, à moins qu'ils n'aient pour résidence habituelle des pays très-froids; ils ne devront pas voyager la nuit pour

se rendre aux eaux (1); ils s'y abstiendront
de boissons très-froides, étant dans un
état de transpiration ; ils redouteront les
courants d'air; ils se couvriront de vête-
ments assez épais après le coucher du
soleil ; ils prendront des précautions du
même genre après les bains et les douches ; ils ne passeront pas les soirées en
plein air et dans l'immobilité, après les
pluies ni pendant le mois de mai et de
septembre (2); ils devront enfin, dans

(1) Une dame atteinte d'un engorgement ovarique,
partie de Bordeaux avec son père le 31 août, nous est
arrivée, après une nuit passée en wagon. Elle venait d'y
contracter une bronchite assez intense, qui s'exaspéra
et qui finit par s'accompagner de quelques phénomènes
d'oppression à chaque essai d'un traitement modéré,
pourtant fait au puits Chomel, auquel il fallut enfin renoncer. Même imprudence au départ : cette fois, c'est le
père qui, après un traitement de vingt-huit jours, dirigé
contre une néphrite graveleuse, se trouva atteint de bronchite à son arrivée à Bordeaux.

(2) Pendant les dernières soirées du mois de septembre, un pauvre spectacle forain a eu la faveur de fixer
les malades de Vichy dans les allées du parc, déjà froides
et humides. Il en est naturellement résulté des atteintes
assez sérieuses de bronchite et de fièvre intermittente,
qui sont venues mettre obstacle à bien des traitements.

toutes les phases de la cure, dans tous
leurs exercices et dans toutes leurs dis-
tractions, éviter avec soin toutes les brus-
ques transitions du chaud au froid. C'est,
bien entendu, parce que nous avons vu des
malades, à Vichy, s'y conduire comme
s'ils étaient bien portants, que nous nous
permettons de leur rappeler ces règles,
très-banales, il est vrai, mais très-appro-
priées au traitement thermal.

Les cas d'*asthme* et d'*oppression thoracique*, avec ou sans *emphysème pulmonaire*
appréciable, se sont élevés au nombre de
13. Quelques-uns d'entre eux nous ont
donné de grandes inquiétudes ; nous
signalons 2 cas de moyenne intensité et
2 cas graves.

M. H..., officier dans un régiment
de chasseurs d'Afrique, âgé de 40 ans,
bilioso-sanguin, constitution très-forte,
arriva le 1er mai à Vichy pour s'y faire
traiter d'un catarrhe vésical chronique.
Il avait éprouvé, en Algérie, à de longs

intervalles, quelques phénomènes d'oppression. Après dix jours de traitement
thermal, pendant chacun desquels il ne
prit que trois verres d'eau minérale,
les mêmes phénomènes se reproduisirent
avec une certaine intensité et persistèrent
jusqu'à la fin du traitement, mais, il faut
le dire, en diminuant progressivement. Ils
paraissaient avoir pour cause la dilatation
de quelques vésicules pulmonaires, car le
thorax présentait une légère augmentation de sonorité et quelques râles sibilants à la partie postérieure et moyenne
du poumon gauche. Le traitement fut
interrompu pendant huit jours et fut
réduit à un ou à deux verres de boisson par jour, jusqu'à la fin de la première saison thermale. Le catarrhe vésical reçut, du reste, une grande amélioration.

M. M..., officier d'un autre régiment
de chasseurs d'Afrique, âgé de 39 ans,
bilieux, doué d'une assez bonne constitution, atteint de dyspepsie chronique, a

éprouvé, au bout de douze jours d'un
traitement modéré (trois à cinq verres
d'eau minérale et un bain demi-miné-
ralisé tous les jours), des phénomènes
permanents d'oppression. Il n'en avait
jamais éprouvé. La percussion ne nous a
signalé qu'une légère diminution du
bruit respiratoire dans le poumon droit :
néanmoins, la dyspnée est devenue si
considérable qu'il nous a fallu, au dix-
huitième jour de la cure, faire renoncer
le malade à l'usage des eaux.

Un soir du mois d'août, M. S.... lieu-
tenant-colonel de cavalerie, âgé de 50
ans, blond, tempérament sanguin,
constitution très forte, atteint de gravelle
urique, mais déjà éprouvé par des phénomènes asthmatiques, nous fit appeler
dans son hôtel, se trouvant surpris par
un violent accès d'asthme, compliqué de
pneumonie: forte oppression thoracique,
inspiration sifflante, vive anxiété, râles
sibilants dans la moitié supérieure du
poumon gauche, râles crépitants à peti-

tes bulles à la partie postérieure et infé-
rieure du même organe, toux, expecto-
ration sanguinolente, petitesse du pouls,
sueurs froides, etc. Le malade prenait
les eaux, depuis huit jours, à des doses
trop élevées eu égard à ses dispositions à
l'asthme (six verres d'eau par jour au
lieu de deux ou trois qui lui avaient été
prescrits). Nous lui fîmes une forte saignée et nous lui prescrivîmes le tartre
stibié à hautes doses uni aux préparations
de scille et de belladone. Dès le lende-
main, les phénomènes asthmatiques s'é-
taient considérablement amendés ; le
surlendemain, sous l'influence des mêmes
médicaments, les crachats n'étaient plus
sanglants ; au huitième jour, la poitrine
n'offrait que quelques râles sibilants, la
toux avait cessé et l'oppression était modérée. A ce moment, nous conseillâmes
à M. S..., qui paraissait disposé à reprendre le traitement thermal, d'y renoncer
complétement et de partir de Vichy ; il
ne voulut pas y consentir, en nous affir-

mant que, deux ans auparavant, il avait éprouvé à Vichy les mêmes phénomènes, et que néanmoins il avait pu, après leur disparition, reprendre, sans de nouveaux accidents, l'usage des eaux. Ne pouvant matériellement nous opposer à une volonté ainsi arrêtée, nous dégageâmes notre responsabilité, en conseillant néanmoins au malade d'agir avec modération, s'il voulait absolument agir. Il but, en effet, de l'eau minérale avec réserve et il put terminer sa cure ; mais nous persistâmes à lui conseiller de renoncer, pour les années suivantes, à l'usage des eaux de Vichy.

Le cas d'asthme le plus grave que nous ayons rencontré, est celui de M. de X..., officier supérieur en retraite, âgé de 62 ans, tempérament bilieux, constitution forte, déjà éprouvé par des accès de goutte, mais aussi par des accès d'asthme, et, bien plus, porteur, à son entrée à l'hôpital thermal, d'un épanchement pleurétique datant de trois mois. M. Reuille,

médecin aide-major traitant, jugeant qu'il
y avait, chez cet officier, contre-indication
formelle au traitement thermal, lui dé-
fendit l'usage des eaux, et le laissa reposer
pendant quelques jours, à l'hôpital militaire, en attendant qu'il fût en état de
retourner chez lui. M. de X... ne tint pas
compte de cette défense et but pendant
quatre ou cinq jours quelques verres
d'eau minérale. Sa sortie de l'hôpital eut
lieu et il alla loger dans un hôtel de la
ville, comptant en partir deux jours
après. Mais la veille même du jour assi-
gné à son départ, il nous fit appeler au
milieu de la nuit : il était atteint d'un
accès d'asthme excessivement violent :
vive orthopnée, agitation, sueurs froides, petitesse du pouls, crachats écu-
meux, face pourprée, lèvres violacées,
asphyxie imminente. Nous lui fîmes une
forte saignée et le soulagement arriva
immédiatement. Il put repartir quatre
jours après.

On le voit, les phénomènes asthmatiques sont de ceux qui se réveillent avec le plus d'intensité à Vichy. Ne nous en étonnons pas, s'ils sont à la fois des phénomènes nerveux et des phénomènes respiratoires.

Nous avons observé deux cas de *pleuro-pneumonie*, non compris celui de M. S..., déjà décrit. L'un d'eux a été l'effet d'un refroidissement éprouvé en route par M. B..., chef d'escadron, déjà atteint de dyspepsie et d'hypertrophie du cœur, et qui, après un traitement approprié à la maladie de l'appareil respiratoire qu'il avait contractée pendant son voyage, a dû repartir de Vichy sans avoir fait de traitement thermal.

Nous signalons ce cas pour avoir une seconde occasion de recommander la plus grande prudence et les plus grandes précautions hygiéniques aux malades qui se rendent à Vichy en chemin de fer.

Le second cas de pleuro-pneumonie a été aussi le résultat d'un refroidissement, mais d'un refroidissement survenu à Vichy après 10 jours de traitement. Il a intéressé M. de C..., lieutenant d'infanterie, âgé de 26 ans, faible de constitution, sujet aux bronchites et exténué par une affection diabétique. C'est à la suite d'une course à la source des Célestins, pendant une journée pluvieuse du commencement du mois de mai, qu'il contracta son affection de poitrine. Sous l'influence d'une constitution aussi altérée, elle fut mortelle au bout de 2 jours.

Prenons encore occasion d'un pareil fait pour conseiller aux malades très-affaiblis, et par conséquent très-impressionnables, de n'entreprendre leur cure à Vichy qu'aux moments de la saison thermale où la température offre le moins de variation. Nous admettons qu'un individu médiocrement malade puisse sans danger faire un traitement à Vichy aux mois de mai et de septembre ; nous ne l'admettons plus pour celui dont la constitution est profondément débilitée, sur-

tout s'il est sujet aux affections de poitrine.

Nous avons rencontré 2 cas d'*hémoptysie*.
Dans l'un d'eux, le phénomène s'est offert
après 31 jours de traitement, chez un
officier du 2ᵉ régiment de ligne, atteint
de gastralgie et n'ayant jamais éprouvé
de semblable accident. Il a été léger, et,
traité par la simple interruption de l'u-
sage de l'eau thermale, il n'a duré que
2 jours.

Le même accident s'est présenté, à
l'état de récidive, chez M. L..., officier
supérieur de marine, atteint de dyspepsie, sujet aux bronchites et affaibli par
de longues campagnes dans les pays
chauds. C'est à une interruption, mais
cette fois assez prolongée, de l'usage de
l'eau thermale et à l'emploi du per-
chlorure de fer, que le malade a dû la
cessation de ses crachements de sang,
et c'est à une très-grande modération
ultérieure du traitement minéral qu'il

a dû la faveur de pouvoir terminer sa cure.

M. le docteur C..., médecin civil, âgé de 32 ans, tempérament sanguin, constitution forte, avait eu de légères hémoptysies dans sa jeunesse. Venu en 1863 à Vichy, portant une légère gastralgie, il y a commencé un traitement thermal ; il n'a jamais pu le poursuivre au delà de 2 jours, même à très-faibles doses, sans éprouver des crachements de sang.

Ainsi que nous l'avons observé, des phénomènes analogues se reproduisent souvent à l'égard d'anciennes hématuries, d'anciens flux hémorrhoïdaux et d'anciennes métrorrhagies. Mais, nous le demandons, si, connaissant ces dispositions, le médecin emploie à l'égard des malades qui les présentent de très-grands ménagements; si, lorsque les phénomènes hémorrhagiques se manifestent, il soumet le traitement à de prudentes interruptions et si, après leur cessation, il

n'applique qu'avec la plus grande modération l'emploi de l'eau thermale, ne
peut-il pas espérer, en se fondant sur l'état
tonique qui arrive ultérieurement, me-
ner à bonne fin le traitement entrepris ?
C'est ce que nous avons espéré et puis
obtenu dans plusieurs cas de ces sortes
d'hémorrhagies.

Avoir le temps de terminer sa cure est,
en pareille circonstance, une précieuse
condition. Sa durée doit être en raison
de sa modération : c'est donc au malade
à appeler à lui toute sa puissance de ré-
signation.

Mais si le phénomène s'offre avec quelque intensité et avec de fréquents retours,
la contre-indication est flagrante : la cessation du traitement est une nécessité.
C'est ce que nous avons été forcé de
décider pour un cas d'*épistaxis* répété
intéressant un officier du 69° régiment
de ligne, atteint d'hépatite chronique et
d'anémie. L'hémorrhagie nasale s'est déclarée à partir du douzième jour du

traitement, ne s'arrêtant que lorsque l'on arrêtait l'eau minérale. Force donc a été pour nous de mettre un terme définitif à cet usage.

Les accidents intéressant l'*appareil digestif* entés sur des affections appartenant à d'autres organes, tels que les voies urinaires, l'appareil locomoteur, etc., ne se sont présentés qu'au nombre de 23, consistant principalement en embarras gastriques, en constipation, en coliques intestinales et en diarrhées. On conçoit parfaitement leurs manifestations, soit qu'ils aient été dus à l'usage immodéré, trop prolongé ou même régulier des eaux, soit qu'ils l'aient été à des retentissements morbides des affections en question. Nous n'insistons pas.

L'appareil *locomoteur* a été le siége d'un grand nombre d'épreuves du genre *rhumatisme*. Il s'y est déclaré 11 cas de douleurs *intercostales*, 30 cas de douleurs

lombo-dorsales, et 10 cas de douleurs intéressant les *muscles des membres*.

L'élévation de ces chiffres n'a rien de
surprenant si le rhumatisme musculaire
n'est, comme le pensent aujourd'hui la
plupart des médecins, qu'une affection
névralgique fixée sur les plus petites
ramifications des nerfs des muscles, et
si les eaux de Vichy sont, comme nous
l'avons déjà vu, particulièrement stimulantes pour le système nerveux.

Les accidents en question se sont élevés au nombre de 28 chez les malades
atteints d'affections du tube digestif, au
nombre de 6 dans les affections hépato-
spléniques, au nombre de 15 dans les
maladies des voies urinaires, et au nombre de 2 dans les affections goutteuses.

Ils ont été aussi souvent constitués
par des cas de récidives que par des cas
nouveaux. Tout malade, venant prendre
les eaux à Vichy, qui, pendant les années
antérieures, a éprouvé quelque douleur
musculaire provenant même d'une cause

traumatique, d'une simple contusion, est à peu près sûr de la voir revenir, forte ou faible, pendant le traitement thermal.

M. C..., propriétaire à Montluçon, âgé de 29 ans, fort et sanguin, avait reçu en 1860 un coup de pied de cheval à la partie antérieure de la cuisse, qui avait provoqué sur cette région des douleurs assez vives pendant un mois. Il avait, en 1863, complétement oublié cet accident; mais, sous nos yeux, il lui fut assez fortement rappelé par l'emploi des eaux de Vichy, dont il était venu faire usage pour une dyspepsie gastro-intestinale. La douleur dura deux jours.

M. D..., forgeron à Mâcon, âgé de 51 ans, brun, sec et nerveux, avait, il y a 18 mois, éprouvé un *tour de reins*. Venu à Vichy, en 1863, pour s'y faire traiter d'une affection gastralgique, il y éprouva un lumbago violent.

Nous pourrions multiplier ces exemples.

Ces accidents sont généralement assez peu tenaces; ils cèdent ordinairement à l'emploi des ventouses sèches, des douches alcalines ou des frictions faites avec les liniments balsamiques ou opiacés camphrés. Le simple massage les fait quelquefois disparaître. Mais ils ont quelquefois réclamé l'emploi des rubéfiants, des ventouses scarifiées, et quelquefois des vésicatoires. Deux fois nous avons été obligé d'employer ce dernier moyen contre des douleurs vives remontées des lombes à la nuque.

Si des douleurs nouvelles sont provoquées, et si des douleurs éteintes sont très-souvent rappelées sous l'influence du traitement thermal, que doit-il en être des douleurs actuelles? Tout rhumatisme musculaire, aigu ou chronique, nous a paru s'aggraver par l'emploi des eaux de Vichy. Pour ce fait, nous avons été obligé d'arrêter le traitement de M. de M..., inspecteur des lignes télégraphiques, venu à Vichy pour s'y faire traiter d'une hypertrophie considérable du foie, mais atteint depuis deux ans de douleurs lombaires incessantes et très-vives. Après cinq ou six jours de traitement, celles-ci se sont fortement exaspérées. Le malade a néanmoins insisté pour continuer l'usage des eaux si bien indiqué contre son affection hépatique ; mais, de guerre lasse, il s'est arrêté vers le quinzième jour de la cure, et nous avons dû l'envoyer à Néris pour y faire usage d'eaux plus sédatives.

Le même phénomène et le même résultat se sont présentés chez M. D..., fabricant de papiers à Angoulême, atteint de gravelle urique, mais aussi d'un rhumatisme lombaire, accompagné de ces inquiétudes dans les membres inférieurs qui précèdent souvent l'ataxie locomotrice.

En dehors des récidives de douleurs goutteuses, nous n'avons constaté que 4 cas de douleurs articulaires éventuelles.

Une fois, des douleurs vives se sont

développées sur un ancien cal situé à la partie moyenne du tibia, chez un maréchal-des-logis d'artillerie atteint de gastralgie, et, une autre fois, sur un point carié des côtes, chez un caporal du 51ᵉ régiment de ligne, envoyé à Vichy pour une affection dyspeptique. Les douleurs ont été si promptement vives chez ce dernier qu'il a fallu le faire renoncer au traitement thermal au bout de six jours.

Les incidents fixés sur l'appareil locomoteur n'ont pas toujours été caractérisés par l'irritation et la douleur : ils l'ont été d'autres fois par des *sentiments de faiblesse* et des *lassitudes*. Ces cas se sont présentés 6 fois. Ils ont ordinairement apparu vers la dernière période du traitement, et nous les avons attribués à la saturation minérale. La suspension du traitement et les préparations toniques au vin et au quinquina ont suffi pour faire disparaître ces phénomènes et ramener les forces.

Enfin, la stimulation thermo-minérale est venue quelquefois se manifester sur *l'appareil cutané*. Elle y a fait développer tantôt des érythèmes et tantôt des affec- tions papuleuses ; elle a une fois provo- qué une urticaire, et une autre fois une poussée de syphilides.

Ces manifestations ont presque toujours été précédées ou ont été accompagnées de fièvre thermo-minérale, et se sont présentées 9 fois. Il a fallu, pour quel- ques-unes d'entre elles, modérer le trai- tement ; mais il a fallu, pour les dernières, l'interrompre ou le suspendre complète- ment.

III

Résumé statistique.

Nous venons d'exposer avec quelques détails les incidents que nous avons observés dans notre service militaire de Vichy, pendant la saison thermale de 1863. Il nous reste à faire ressortir sur leur compte quelques faits d'ensemble.

Considérés sous le rapport de leur siége, ces phénomènes se sont répartis dans l'organisme de la manière suivante :

66 dans la généralité de l'organisme (25 sous forme de fièvre thermo-minérale très caractérisée, et 41 sous forme d'accès de fièvre intermittente).

32 sur le système nerveux et les sens.

9 sur le cœur.

38 sur l'appareil respiratoire.

103 sur le tube digestif.

34 sur l'appareil spléno-hépatique.

35 sur l'appareil génito-urinaire.

36 sur l'appareil articulaire.

56 sur l'appareil musculaire.

9 sur l'appareil cutané.

5 sur divers autres.

_____

423

Leur nombre a été le suivant pour chaque affection qu'ils sont venus compliquer :

72 dans 130 cas de gastralgie.

13 dans 27 cas de gastro-entéralgie.

45 dans 89 cas de dyspepsie.

12 dans 28 cas de gastro-entérite chronique.

5 dans 9 cas de dysenterie chronique

60 dans 140 cas d'hépatite chronique ou d'engorgement du foie.

17 dans 36 cas de coliques hépatiques.

51 dans 82 cas de cachexie paludéenne, avec engorgement des viscères abdominaux.

51 dans 99 cas de néphrite et de gravelle.

3 dans 14 cas de diabète.

41 dans 65 cas de cystite et de catarrhe vésical.

1 dans 6 cas de rhumatisme articulaire chronique.

48 dans 80 cas de goutte.

4 dans 13 affections diverses.

423

Les incidents, on le comprend bien, ont généralement aggravé pour quelques jours l'état du malade, soit à titre d'exaspération, soit à titre de complication de l'affection traitée. Cependant, ainsi que nous l'avons déjà fait remarquer, ils ont, dans plusieurs cas, constitué des crises favorables.

Voici quels ont été les résultats thérapeutiques reconnus au départ des malades, selon qu'il s'est présenté ou qu'il ne s'est pas présenté d'incidents.

Examinant les résultats obtenus chez nos 818 malades militaires ou marins, nous trouvons d'abord, chez les 359 malades admis au traitement, qui ont subi des épreuves :

- 49 cas de guérison apparente, c'est-à-dire de bon état au départ.
- 166 cas d'amélioration sensible ou très-sensible.
- 70 cas de faible amélioration.
- 66 cas de résultats nuls, c'est-à-dire de même état qu'à l'arrivée.
- 6 cas d'aggravation.
- 2 décès.

359

Puis, nous trouvons, chez 436 malades admis au traitement, qui n'ont pas présenté d'incidents, et dont nous avons connu l'état au départ (1) :

111 cas de guérison apparente.

246 cas d'amélioration sensible ou très-sensible.

 48 cas de faible amélioration.

 30 cas de même état qu'à l'arrivée.

  1 cas d'aggravation.

———

436

Les succès du traitement sont, on le voit, près de deux fois plus nombreux du côté où ne se trouvent pas les épreuves et ses insuccès plus de deux fois plus nombreux du côté où elles se trouvent. Ils est donc incontestable que les conditions, inhérentes aux malades, au milieu desquelles se manifestent des incidents, sont des conditions aggravantes pour leur

(1) 9 malades externes sont partis sans faire connaître leur état.

état, et par conséquent défavorables à la cure, et qu'il est dès lors de l'intérêt de tout malade, arrivant à Vichy, de s'appliquer à y prévenir tout incident, et quand celui-ci s'est produit, de le combattre.   -

Malheureusement, ces phénomènes sont encore assez nombreux et quelquefois assez graves, quoi que l'on fasse ; ce qui s'explique par les divers degrés des susceptibilités physiologiques ou morbides des malades, mises en présence d'eaux minérales aussi stimulantes qu'altérantes, aussi énergiques qu'héroïques. Mais on conviendra que ces phénomènes doivent être bien moins nombreux et bien moins graves, une fois attaqués d'une manière préventive, c'est-à-dire atténués ou étouffés dans leur germe par un traitement prudent, régulier et rationnellement approprié aux prédispositions et aux maladies, quand prédispositions et maladies ont été, chez chaque malade, attentivement scrutées, heureusement

déterminées. C'est ce que l'expérience
démontre tous les jours.

Il en est des eaux de Vichy, — que
tout malade se le figure bien, — comme
il en est de tout autre médicament. Ces
eaux ne tirent pas seulement leur vertu
de leur nature : elles la tirent encore de
leur mode d'administration, de leurs doses, de la durée de leur emploi, de la di-
versité de leurs sources, de leurs moyens
adjuvants et de l'opportunité de leur
usage. C'est par l'heureuse harmonie de
toutes ces conditions qu'elles parviennent
à guérir ou à soulager, qu'elles y parviennent avec le moins d'incidents possible. Eh bien ! que les malades de Vichy
se pénètrent donc bien de la nécessité
de cette harmonie : qu'ils ne prennent
pas des eaux fortes comme on prend des
eaux faibles, qu'ils procèdent graduelle-
ment, qu'ils ne sacrifient pas le temps
aux quantités, qu'ils ne boivent pas aux
premières sources venues, qu'ils prennent les eaux en temps favorable, qu'ils

favorisent leur action par un régime et, quand il le faut, par des médications accessoires appropriées, qu'ils consultent, avant tout, leurs affections et leurs susceptibilités générales et locales, et puis qu'ils surveillent sur elles tous les effets du traitement ; qu'ils en agissent ainsi, et ils seront moins éprouvés par des phénomènes incidents et plus promptement guéris : c'est évident.

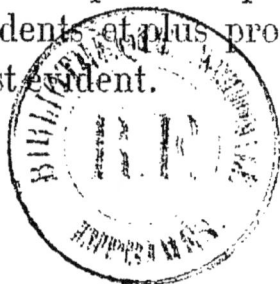

FIN

TABLEAU DES INCIDENTS DU TRAITEMENT THERMAL — SAISON DE 1863

DÉNOMINATION DES PHÉNOMÈNES INCIDENTS	GASTRALGIE (134)	GAST. ENTÉRALGIE (2)	DYSPEPSIE (99)	GAST. ENTÉRITE (38)	DYSENTERIE (9)	ENGORGEMENT DU FOIE (140)	COLIQUES HÉPATIQUES (36)	ENGORGEMENT DE LA RATE (9)	ENGAGEMENT DES VISCER. ABD (73)	NÉPHRITE GRAVELLE (99)	DIABÈTE (14)	CATARRHE VÉSICAL (65)	RHUMATISME ARTICULAIRE (6)	GOUTTE (30)	AFFECTIONS DIVERSES (13)	TOTAL DES INCIDENTS
Fièvre thermo-minérale	3	1	6	2	»	6	»	»	1	5	»	»	»	1	»	25
Accès de fièvre intermittente	6	1	1	1	»	4	»	2	18	2	»	4	»	2	»	41
Céphalite rhumatismale	»	»	»	»	»	»	»	»	»	»	»	»	1	»	»	1
Céphalo-myélite (aggravation)	2	»	1	»	»	»	»	»	»	1	»	»	1	»	4	5
Congestion cérébrale (vertiges)	»	»	1	»	»	»	»	»	»	»	»	»	»	»	»	4
Congest. (paralys. partielles légères)	7	»	3	»	»	1	3	»	1	1	»	1	»	1	»	17
Névralg. frontales, faciales, sciatiq.	1	1	»	»	»	3	»	1	»	1	»	»	»	1	»	3
Ophthalmie	»	»	»	»	»	1	»	»	»	»	»	»	»	»	»	1
Epistaxis	9	»	1	»	»	3	»	»	»	»	»	1	»	»	»	9
Palpitations du cœur	5	»	»	»	»	4	»	»	1	3	»	1	»	»	»	10
B. ouchite	»	»	12	1	»	1	4	»	2	3	»	2	»	2	»	21
Phénomènes asthmatiques	1	»	1	2	»	»	»	»	1	3	»	»	»	»	»	13
Pleuro-pneumonie	1	1	»	»	»	»	»	»	»	1	»	»	»	»	»	2
Hémoptysie	1	»	»	»	»	4	»	»	»	»	»	»	»	»	»	2
Stomatite ulcéreuse	»	»	»	»	»	»	»	»	1	»	»	»	»	»	»	3
Angine inflammatoire	3	1	2	»	»	1	»	1	2	»	»	1	»	1	»	17
Embarras gastrique																

Crises gastralgiques	9	»	»	»	»	2	»	»	1	»	»	»	»	2	»	14
Coliques intestinales	4	»	4	»	»	»	1	1	»	»	»	1	»	1	»	12
Constipation	3	»	4	2	»	»	»	2	3	»	1	»	»	1	»	16
Diarrhée	»	»	4	1	»	6	»	6	3	»	3	»	2	»	»	33
Tuméfactions hémorrhoidales	4	»	»	»	»	»	1	»	»	»	»	»	1	»	»	4
Abcès anal	»	»	»	1	»	1	»	»	»	»	»	»	»	»	»	2
Ascite (aggravation)	»	»	»	»	»	1	1	»	»	»	»	»	»	»	»	1
Coliques hépatiques	2	»	»	»	»	16	9	1	6	»	»	»	»	»	»	34
Coliques néphrétiques	»	»	1	»	»	»	»	»	5	»	1	»	»	»	7
Spasmes et douleurs de la vessie	»	»	»	»	»	»	»	»	3	»	5	»	»	»	8
Expulsion de calculs	»	»	»	»	»	»	»	»	2	»	»	»	»	»	2
Urines phosphatées	»	»	»	»	»	»	1	»	5	»	»	»	»	»	10
Hématurie	1	»	»	»	»	»	»	»	»	4	3	»	»	»	3
Urétrite	»	»	1	»	»	»	»	»	1	»	1	»	»	»	4
Fistule	»	»	»	»	»	»	»	»	»	4	»	»	»	»	1
Abcès, issue d'une capule	»	»	»	»	»	»	»	»	»	»	»	»	»	»	1
Douleurs osseuses	1	»	»	»	»	»	»	»	1	»	»	»	1	»	4
Douleurs articul. (non goutteuses)	1	»	»	»	»	»	»	4	2	»	»	»	»	»	4
Accès de goutte	»	»	»	»	»	»	»	»	»	»	»	30	»	32
Adénite inguinale	1	»	»	»	»	»	»	»	»	»	»	»	»	»	1
Pleurodynie	3	1	3	»	»	»	»	4	1	»	2	»	»	»	11
Lumbago	8	»	5	»	1	»	1	»	5	1	1	»	2	»	30
Douleurs musculaires diverses	2	1	2	»	1	1	4	»	4	1	5	1	2	»	10
Lassitudes considérables	1	»	»	»	1	2	2	»	»	»	4	»	»	»	6
Eruptions cutanées diverses	2	»	3	»	»	2	2	»	»	»	»	»	»	»	9
TOTAL DES INCIDENTS	72	13	45	12	5	60	17	6	45	31	3	41	1	48	4	423

RÉSULTATS THÉRAPEUTIQUES IMMÉDIATS DE L'ACTION DES EAUX — SAISON DE 1863

GENRE DES MALADIES TRAITÉES	ÉTAT DES MALADES AU DÉPART								TOTAL DES MALADIES OBSERVÉES
	BON ÉTAT	GRANDE AMÉLIORATION	FAIBLE AMÉLIORATION	MÊME ÉTAT	AGGRAVATION	NON-ADMISSION AU TRAITEM.	DÉCÈS	RÉSULTATS INCONNUS	
Gastralgie	25	71	14	17	1	»	»	2	130
Gastro-entéralgie	7	42	4	3	»	1	»	3	97
Dyspepsie	22	42	10	9	»	3	»	3	89
Gastro-entérite	4	17	4	2	1	»	»	»	28
Dysentérie	»	6	3	»	»	»	»	»	9
Engorgement du foie, hépatite	16	88	17	14	1	1	»	3	140
Coliques hépatiques	14	18	2	2	»	»	»	»	36
Engorgement de la rate, splénite	»	6	»	1	»	»	»	»	9
Engorgement des viscères abdom., cachexie palud.	6	38	15	13	»	1	»	»	73
Néphrite, coliques néphrétiques, gravelle	25	52	15	6	»	»	»	1	99
Diabète	6	4	1	2	»	»	1	»	14
Cystite, catarrhe vésical	6	30	18	8	2	1	»	»	65
Rhumatisme articulaire	»	2	1	3	»	»	»	»	6
Goutte, rhumatisme goutteux	28	25	11	15	1	»	»	»	89
Céphalée rhumatismale	»	»	»	2	»	»	1	»	
Maladies diverses	»	1	1	2	1	7	»	»	12
TOTAL	159	412	118	97	7	14	2	9	818

32856 IMP. RENOU ET MAULDE.

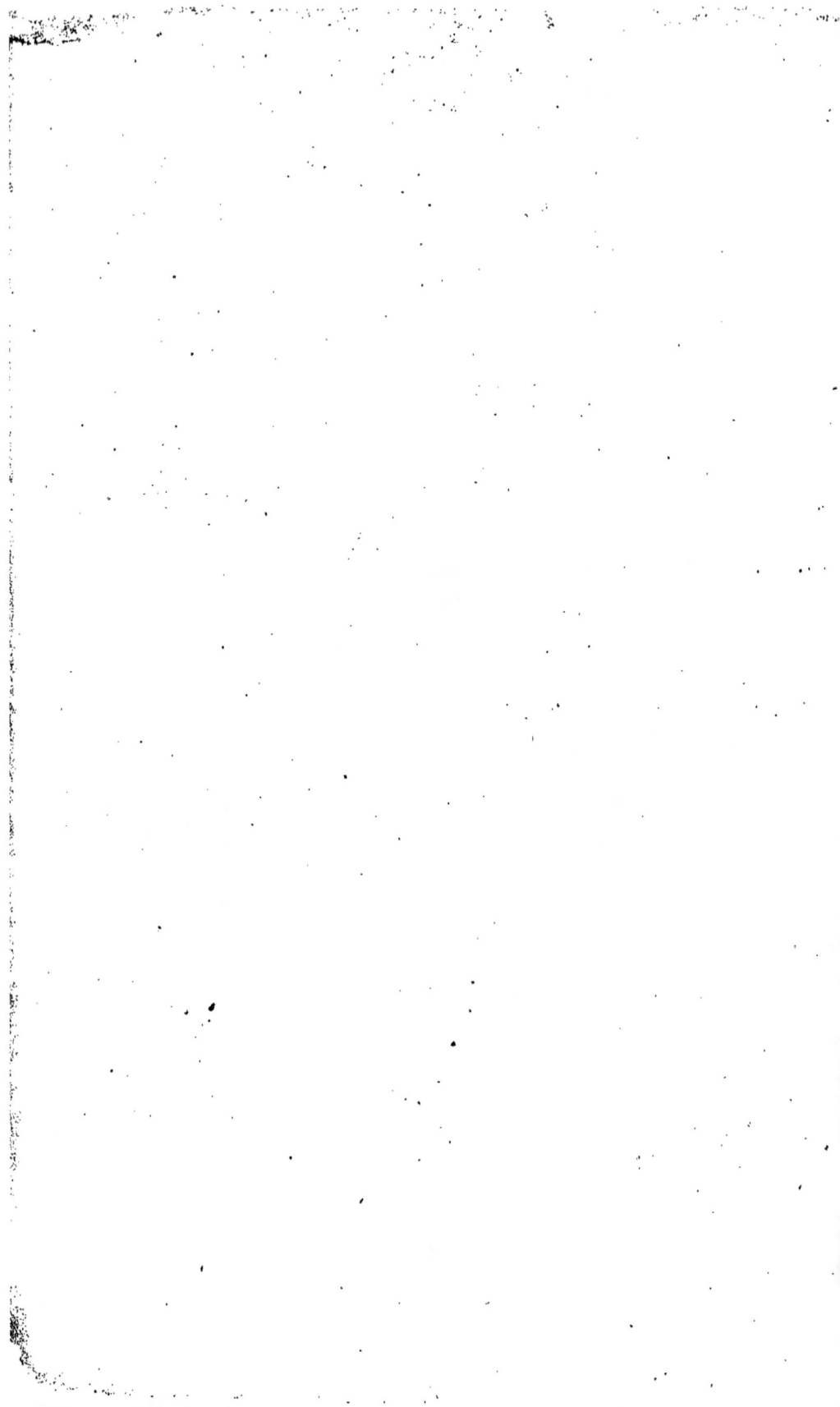

32356. Paris. — Typographie RENOU et MAULDE.

www.ingramcontent.com/pod-product-compliance
Lightning Source LLC
Chambersburg PA
CBHW062007200326

41519CB00017B/4703